NOUVEAUX ESPOIRS DE GUÉRIR

DU MÊME AUTEUR

chez le même éditeur :

Chez les guérisseurs qui guérissent (épuisé).

Tous les moyens de vous guérir interdits aux médecins
(en cinq tomes, tous épuisés).

Tous les espoirs de guérir (en deux tomes).

Nos grand-mères savaient...

Les cadeaux du ciel et de la terre
(tome 2 de Nos grand-mères savaient...).

JEAN PALAISEUL

NOUVEAUX ESPOIRS DE GUÉRIR

ÉDITIONS ROBERT LAFFONT
PARIS

ISBN 2-221-01144-9

« Il y a en effet deux choses : Savoir et Croire savoir. Savoir, c'est la science ; Croire savoir, c'est l'ignorance. »

HIPPOCRATE

« Ce n'est pas les médecins qui nous manquent, c'est la médecine. »

MONTESQUIEU

« Toutes les théories médicales sont provisoires ; elles ne correspondent nullement à des vérités définitives ; elles doivent la plupart du temps être supprimées. »

AUGUSTE LUMIÈRE

« La médecine n'est ni un art ni une science, c'est une profession. »

CLAUDE BERNARD

« Ce n'est pas la santé qui fait défaut, c'est la science de la santé. »

Dr RENÉ ROPARS

aux plus précieux des biens :
la vie, la santé, la liberté.

SOMMAIRE

AVANT-PROPOS

Le titre même de ce livre indique sans ambiguïté qu'il est la suite et le complément de *Tous les espoirs de guérir.* Il a été conçu dans le même esprit et le but qu'il vise est identique.

Je ne peux donc mieux faire que répéter ce que je disais alors afin d'éviter toute équivoque :

1° Je ne l'ai pas écrit pour attaquer ou critiquer mais pour défendre et informer, l'expérience m'ayant appris, d'une part, que la polémique ne sert à rien et, d'autre part, que Tchekhov avait raison de remarquer : « On dit « la vérité finira par triompher », mais ce n'est pas vrai... »

2° Je ne prétends pas que les traitements que je présente sont infaillibles ou supérieurs à ceux qui sont couramment utilisés. Je dis seulement qu'ils existent et ont fait leurs preuves tant en France qu'à l'étranger. Ils ne constituent pas une « super-médecine », mais ils font partie de la médecine — même s'ils sont combattus par les « officiels » et peu connus du corps médical et du public — et, par conséquent, ils ne doivent pas être négligés. Ainsi que le déclare un des médecins dont vous allez faire la connaissance : « Il n'y a pas 36 médecines, les « parallèles » et les autres ; il n'y en a qu'une — celle qui soigne et guérit... »

I

LA SÉROCYTOLOGIE

artérite
arthrose
varices
prostatite
ostéopathie
cataracte
sénescence
rhumatismes
troubles cardio-vasculaires
maladies chroniques
cancer
stérilité

Sans les éternelles questions de « gros sous », de formalisme et d'orgueil qui prévalent chez nous dans de nombreux domaines et plus spécialement dans celui de la médecine, j'aurais parlé depuis longtemps de la sérocytologie et peut-être ce qu'on a appelé l' « affaire du Sérocytol » n'aurait-elle alors jamais éclaté parce que, le grand public étant mieux informé, il eût été plus difficile de lui faire avaler certaines contrevérités et de lui faire prendre le camp des honnêtes gens pour celui des escrocs...

C'est en effet vers la fin des années 50 que commence pour moi la plus longue et la plus désespérante des batailles pour l'information que j'aie menées au cours de ma carrière de journaliste. Elle a pour point de départ le courrier que me vaut mon enquête sur les thérapeutiques non reconnues qui paraît dans un grand hebdomadaire parisien : deux lettres — dont une d'un médecin — me signalent les mérites d'une méthode mise au point par un certain Dr Thomas, méthode qui d'ailleurs aurait donné naissance à plusieurs spécialités pharmaceutiques fabriquées et diffusées par un laboratoire « bien de chez nous » puisque son usine est en banlieue, à Bièvres, et ses bureaux à Paris, près de la gare de Pont-Cardinet.

Si ce genre de « tuyau » aboutit trop souvent à une déception, il conduit aussi parfois à la découverte de traitements valables qui risquaient de ne jamais dépasser les limites d'une petite minorité puisque, comme on ne le sait pas encore assez, toute innovation médicale se heurte à trois barrages : celui des grands « patrons », qui admettent difficilement qu'une idée intéressante puisse naître dans d'autres cerveaux que les leurs ; celui des revues spécialisées destinées aux médecins car elles n'existent que grâce au soutien financier des laboratoires et ces derniers ne poussent tout de même pas le désintéressement jusqu'à laisser publier dans les feuilles qu'ils arrosent des articles vantant les bienfaits d'un traitement qui fera obligatoirement concurrence aux produits qu'ils fabriquent ; celui enfin de l'argent tout court car il faut en avoir beaucoup pour pouvoir remplir de nos jours toutes les conditions exigées (analyses, expérimentations en milieu hospitalier, etc.) en vue de l'obtention d'un visa, ce qui, en fait, revient à réserver ce privilège aux firmes toutes-puissantes et à mettre hors circuit le chercheur indépendant et le petit laboratoire. Donc, ayant déjà été guidé ainsi par des lettres de lecteurs vers des traitements comme les Graines Jura [1] ou Centella Asiatica [2] et des méthodes comme celle du Dr Ropars [3] ou du Dr Rouger [4], je prends contact avec le

1. Voir chapitre XIV du tome II de *Tous les espoirs de guérir.*
2. Voir chapitre V du tome I de *Tous les espoirs de guérir.*
3. Voir chapitre XIII du tome I de *Tous les espoirs de guérir.*
4. Voir chapitre XXII du tome II de *Tous les espoirs de guérir.*

laboratoire et avec le Dr Thomas pour voir de quoi il retourne.

Des anticorps tout préparés

L'accueil que je reçois de part et d'autre est sensiblement identique. Au laboratoire, j'ai très vite l'impression de jouer le chien dans un jeu de quilles ; on me déclare que si je consacre des articles à la sérothérapie tissulaire spécifique — c'est le nom sous lequel on désigne alors la méthode du Dr Thomas —, je ne pourrai faire autrement que de parler des Spécytons, c'est-à-dire des spécialités qui en sont la première concrétisation française, ce qui risque d'être assimilé à de la publicité par les services de la Santé et d'avoir pour conséquence une remise en question de leur remboursement par la Sécurité sociale et on me fait clairement comprendre qu'on ne fera rien pour aider au succès d'une entreprise qu'on juge inopportune. Le Dr Jean Thomas, lui aussi, évoque le problème de ladite publicité au nom de laquelle on pourrait lui refuser les visas qu'il espère obtenir pour toute une gamme d'autres préparations destinées à soigner de nombreuses affections. « Les demandes vont être déposées, me dit-il ; par conséquent, il faut attendre. Revenez me voir dans quelques mois. »

Ces « quelques mois » vont se transformer en années et même en décennies. Plusieurs fois, je crois toucher au but, mais, toujours, comme par hasard — un hasard que je soupçonne vite d'être un tantinet encouragé ! — au dernier moment se dresse un obstacle qui oblige à reporter la publication envisagée. Cependant l'obstacle étant pour les natifs du Bélier de mon espèce l'équivalent de la muleta pour le taureau [1], je n'abandonne pas. Régulièrement, au fil du temps qui passe, je relance le Dr Thomas par téléphone

1. Voir chapitre IX sur l'astrologie des *Cadeaux du ciel et de la terre*, tome II de *Nos grand-mères savaient...*

ou par lettre et je lui rends visite, à Neuilly d'abord, puis à Lausanne où se trouve le laboratoire qui fabrique désormais, sous le nom de Sérocytols, la gamme de Spécytons pour lesquels il voulait demander des visas. Son attitude ne varie guère : il reste immuablement cordial et vague — vague sur les raisons qui l'ont incité à s'installer en Suisse, vague sur les motifs profonds qui lui font sans cesse reculer son accord définitif pour la mise en chantier de mon article.

Du dossier qui s'est épaissi au cours de ces années de contacts stériles et de tergiversations toujours renouvelées, je tirerai quatre documents qui situent parfaitement, sans exiger de grands commentaires, la valeur de la méthode et la personnalité assez particulière de son inventeur.

Le premier m'a été remis, avec de nombreux autres, par le Dr Thomas lui-même lorsque nous avons fait connaissance. C'est un extrait de la conférence qu'il avait donnée, quelque temps auparavant, au 2e Congrès Français de Thérapeutique Cellulaire qui s'était tenu à l'Ecole de Médecine de Tours en octobre 1957. Il y fait, cela va de soi, l'éloge du rôle que peut jouer — par l'élaboration d'anticorps — la cellule elle-même sur le plan thérapeutique, déclarant notamment : « En nous adressant à la cellule homologue de la cellule à traiter, pour amener celle-ci à se défendre, nous avons rejeté l'arsenal chimique que d'étroites déductions de laboratoire nous imposaient, pour faire confiance à la sélectivité de l'organisme. » Notons, en passant, que ce rejet proclamé bien haut de « l'arsenal chimique », c'est-à-dire de la grande majorité des remèdes fabriqués de nos jours par les laboratoires, n'est peut-être pas totalement étranger à l'hostilité manifestée par les milieux médicaux officiels de niveau élevé à l'égard de la cellulothérapie de Niehans [1] et de la sérothérapie tissulaire spécifique de Thomas. Celui-ci compare d'ailleurs les deux méthodes, énumérant les points sur lesquels il est en accord avec son célèbre confrère suisse. « Où nous nous séparons franchement, poursuit-il, c'est surtout dans le fait que

1. Voir chapitre I du tome II de *Tous les espoirs de guérir*.

Niehans impose à l'organisme humain malade le soin d'élaborer lui-même et en quantités mal définies ses anticorps tandis que je préfère les lui apporter tout préparés et dans des proportions optima contrôlées. » Suit un échantillonnage des résultats qu'on peut attendre de sa technique, observations choisies « de préférence en provenance de divers services des hôpitaux de Paris et de la région parisienne ». J'en résumerai les exemples les plus frappants :

Paulette L. (Hôpital Beaujon) : depuis l'âge de 18 ans, troubles importants au moment des règles, abondantes et douloureuses ; douleurs hypogastriques continuelles ; ablation d'un kyste de l'ovaire droit en 1950 ; aux troubles anciens qui réapparaissent s'ajoutent des troubles digestifs importants (nausées, vomissements, crampes et douleurs gastriques, intolérance alimentaire — graisse, chocolat, œufs, pâtes —, somnolence, vertiges) ; diagnostic : syndrome hépato-ovarien ; traitement : Sérocytol « Foie », un suppositoire tous les trois jours. Résultats : dès le premier suppositoire, amélioration notable qui augmente progressivement avec sensation de bien-être ; selles régulières ; appétit excellent ; la malade supporte tous les aliments jadis interdits ; ont totalement disparu : ballonnements, vomissements, crampes gastriques et brûlures, somnolence ; après quatre mois, tous les troubles ont cessé, mais l'ovaire droit reste gros et sensible à la pression ; on réduit la fréquence du Sérocytol « Foie » et on ajoute Sérocytol « Ovaire » ; au bout d'un mois, l'ovaire droit est normal.

Mme P..., 65 ans ; maladie de Paget évoluant depuis 6 ans, localisée surtout aux fémurs ; déformations et douleurs considérables ; impotence progressive ; traitement : deux suppositoires « O.F.B. » (ostéofibroblastes) par semaine ; en trois mois, amélioration spectaculaire : régression des douleurs et arrêt des déformations ; malade actuellement très améliorée, suivie depuis cinq ans.

M. T..., 75 ans (Hôpital Foch, Suresnes) : verrue plantaire inextirpable vu l'âge du malade et son état circulatoire ; traitement : neuf suppositoires Sérocytol

« Malpighien » (tissu malpighien de la peau et des muqueuses) tous les trois jours ; disparition des douleurs, puis de la verrue.

Mme M..., 32 ans (Hôpital Saint-Jacques) : vient consulter pour la première fois en juin 1950 pour un lupus érythémateux de la taille d'une pièce de un franc ; biopsie pratiquée à l'Institut Curie ; traitement à l'Hôpital Saint-Louis, sans résultat ; traitement : cinq suppositoires Sérocytol « Malpighien » amènent une guérison complète en trois semaines ; revue en décembre 1951 : guérison maintenue.

Mme B..., 21 ans (Hôpital Foch, Suresnes) : stérilité ; métrite après curetage en 1948 ; rétroversion et masse utérine droite ; traitement : Sérocytol « Génital F » (comprenant col, corps de l'utérus et ovaire, par tiers), un suppositoire tous les trois jours du 24 septembre au 27 octobre 1952 ; après ce traitement : utérus normal, masse disparue ; le 15 novembre, arrêt des règles ; le 22 décembre, réaction biologique de la grossesse positive ; accouchement à terme, normalement.

« *Les haines que tout chercheur suscite* »

Le Dr Thomas cite encore des cas de néphrite chronique, de colite, de cystite, traités avec des Sérocytols « Rein », « Colon », « Muqueuse urinaire » et conclut que ces observations « ont montré que la sérothérapie tissulaire spécifique donne souvent des résultats inespérés dans des cas où tous les recours classiques ont échoué (encore une chose à ne pas dire quand on veut faire reconnaître une méthode nouvelle !), résultats la plupart du temps complets et permanents, obtenus simplement et sans dommages » — à ne pas dire non plus à une époque où tant de malades constatent que si leur estomac va mieux grâce à tel remède prescrit, c'est aux dépens de leur foie ou vice versa !

Le second document est une lettre d'un médecin dont je tairai, bien entendu, le nom mais qui se définit lui-même comme « l'un des plus anciens praticiens encore légaux à utiliser les méthodes naturelles de santé ». Sachant qu'il prescrivait depuis longtemps des Sérocytols, je lui avais signalé que j'allais leur consacrer un article et lui demandais son témoignage sur leur efficacité. Dans sa réponse, il me confirme en effet qu'il est « en rapports constants » avec Thomas et poursuit ainsi : « C'est grâce à ses techniques que je dois d'avoir encore une épouse qui est ma plus proche collaboratrice. Ce genre de service ne s'oublie pas. Ma femme, tuberculeuse à forme torpide, a fait il y a un an un épisode suraigu qui aurait logiquement dû être fatal. Elle ne réagissait plus au Friedmann [1] : les Sérocytols « Poumon et BK » lui ont permis d'assurer son service d'assistante à mon cabinet sans interruption depuis l'été dernier. Mon second enfant (né tuberculeux au moment où ma femme a fait sa première histoire) a également été soigné aux Sérocytols avec un remarquable succès. J'ai eu l'occasion d'utiliser les sérums de Thomas chez quelques amis. Inutile de vous dire qu'il m'est difficile de les prescrire comme je désirerais en clientèle puisque le médicament est interdit... »

Voilà pour la valeur de la méthode. Pour la personnalité de son inventeur, voici d'abord une lettre de celui-ci dont je vous livre l'essentiel (elle est datée du 19 avril 1967, sur un papier à en-tête comportant l'adresse du laboratoire et celle de la villa du Dr Thomas au nom ô combien parlant de « Terre Amie ») :

« Tout en approuvant de tout cœur votre action si bénéfique à beaucoup de malades, je vous avoue que j'attendais — n'était le plaisir de vous lire — sans aucune impatience, et même avec une inquiétude de plus en plus légère à mesure que le temps passait, le moment où vous alliez me rappeler votre projet d'article sur la sérocytothérapie. Je considère comme très honorable de figurer dans votre liste de méconnus ou d'insuffisamment connus, mais je crains fort qu'une publication, dans une revue de vulgarisation, ne déchaîne les haines que tout chercheur

1. Voir chapitre XI du tome I de *Tous les espoirs de guérir.*

suscite. Celles des médecins, en particulier, sécrètent une bave venimeuse, si corrosive qu'elle peut en être mortelle... »

Il m'indiquait ensuite « la seule solution possible » pour me donner satisfaction sans s'exposer lui-même à « des mésaventures » : assister au congrès sur la sérocytothérapie qui devait se tenir à Ouchy-Lausanne en juin. « Si, ce qui m'étonnerait, vous ne trouviez pas assez de matière dans les discours qui seront prononcés, concluait-il, il sera alors incritiquable que je réponde à certaines de vos questions. »

Informer n'est pas influencer ou juger

Il va de soi que je me ralliai sans hésiter — comment aurais-je pu faire autrement ? — à ce que le Dr Thomas qualifiait lui-même de « seule solution possible ». Tout fut réglé, planifié : puisqu'il m'était impossible d'assister au congrès, il me communiquerait le texte de l'enregistrement intégral des séances et, puisque mon article devait comporter des illustrations, il se chargerait de faire photographier d'une part ses chevaux donneurs de la matière première à partir de laquelle se préparent les Sérocytols, d'autre part différentes phases de la fabrication dans son laboratoire.

Et de nouveau le temps passe, et de nouveau les obstacles surgissent : ce sont les photos déjà tirées que le Dr Thomas trouve « horribles » et qu'il envisage de faire reprendre ; c'est la dactylographie du symposium qui, au bout de cinq mois, n'est pas terminée et qui en exigera presque autant pour l'être. Si bien que je demande comme un service à un ami suisse, pharmacien, qui est depuis longtemps en relations commerciales avec le Dr Jean Thomas, d'essayer de rencontrer ce dernier et de le « tâter » habilement pour savoir quelles sont ses véritables intentions quant à mon article.

Voici des extraits de la lettre dans laquelle il me rend compte de son entrevue : « Thomas est très hésitant... Comme il est en train d'être introduit dans des milieux médicaux, il a peur qu'on lui tombe dessus... Quand je lui ai demandé pourquoi il ne vous a pas dit non il y a deux ans, il m'a répondu qu'il ne sait pas dire non. Je lui ai demandé si c'était une force ou une faiblesse et il m'a rétorqué spirituellement que c'était une force au point de vue moral et une faiblesse au point de vue matériel. Mon impression générale est qu'un article sur les Sérocytols lui fera plaisir mais qu'il ne veut pas en avoir l'air... Bref, comme devait dire « qui vous savez » à Londres à partir de 1940 : « Wait and see » ! »

Attendre et voir, c'est ce que j'ai fait. J'ai « attendu » — attendu jusqu'à maintenant pour parler de la sérocytologie, après avoir attendu en vain la documentation qui m'aurait permis de le faire dans la presse ou l'un de mes livres précédents. J'ai « vu » aussi — vu disparaître successivement les deux publications prêtes à accueillir mon article, disparaître également mon ami suisse et le Dr Jean Thomas...

Aussi ai-je pensé tout spécialement à lui lorsque a éclaté la fameuse « affaire du Sérocytol » qui a fait connaître en quelques jours à la France entière son nom et sa méthode... pour les traîner dans la boue ! Je me suis demandé s'il n'avait pas eu comme une sorte de pressentiment de l'agression qui le menaçait — j'avais eu, de mon côté, l'impression qu'on lui avait déjà fait des ennuis chez nous, ce qui l'avait conduit à s'installer en Suisse « terre amie » — et si ce n'était pas là la raison profonde de ses hésitations et de ses scrupules — songez qu'il avait été jusqu'à me prier de taire son nom à propos de la sérocytologie, ce qui était aussi inconcevable que de ne pas citer celui de Fleming dans un texte consacré à la pénicilline [1] ! — alors qu'il eût été plus logique, et finalement moins préjudiciable pour ses travaux et sa réputation, d'accepter tout simplement de sacrifier aux règles de notre temps et d'être placé sous les

1. Il est vrai qu'on le cherche en vain sur les prospectus concernant les Spécytons...

projecteurs de l'information, à condition que celle-ci soit conforme à ce qu'elle doit être.

Informer n'est pas influencer ou juger. C'est, sur un sujet ou un événement donné, porter à la connaissance du public le maximum de renseignements et de faits exacts afin de lui permettre de se faire une opinion qui sera la sienne et non celle du journaliste qu'il lit ou écoute. Il est à craindre qu'à force d'évoquer sans cesse les menaces que font peser sur nous l' « intox », la « manipulation », la « désinformation » — qui ne sont jamais que la version actuelle de la « propagande » et du « bourrage de crâne » d'hier —, on finisse par ne plus avoir une idée très nette de ce qu'est une véritable information. Ce n'est pas par pur hasard que ce mot a été emprunté au vocabulaire de la Justice. Que dit le dictionnaire ? « Acte judiciaire qui contient les dépositions des témoins sur un fait : ouvrir une information sur un crime. » Il ajoute : « Par extension, sorte d'enquête que l'on fait pour constater un fait, s'assurer de la vérité d'une chose (en ce sens, s'emploie ordinairement au pluriel : prendre des informations sur quelqu'un ; aller aux informations). » Les trois éléments indispensables liés au mot « information » sont énumérés : témoignages, enquête, recherche de la vérité, le respect de celle-ci étant finalement la pierre de touche permettant de ne pas confondre information et bourrage de crâne...

« *D'accord, pas d'accord* »

Cela posé, voyons sous quelle étiquette il convient de ranger les articles que publie sur la sérocytologie, à partir d'avril 1979, la revue *50 millions de consommateurs*, organe de l'Institut National de la Consommation — vous connaissez : c'est l'I.N.C. de l'émission « D'accord, pas d'accord » qui passe sur les trois chaînes de télévision.

La présentation annonce immédiatement la couleur. Titre en caractères gros et gras : « Les escrocs du Sérocytol » ; sous-titre : « Contrebande, fraude, charlatanisme. Incroyable escroquerie à la santé. C'est la « spécialité » d'un médicament anti-cancer, fabriqué en Suisse et dont la vente n'est pas autorisée en France. Preuves à l'appui, 50 dénonce le scandale » ; illustration occupant une bonne moitié de la page : à un coin de rue, avec en arrière-plan la barrière et le panneau de douane qui marquent la frontière, un individu à mine patibulaire, porteur d'un stéthoscope et d'une blouse blanche afin de bien montrer qu'il appartient au monde médical, entrouvre son pardessus pour proposer aux passants une des boîtes de Sérocytol dont sa doublure est garnie ; une liasse de billets de 500 F qui dépasse d'une poche extérieure prouve que le commerce clandestin auquel il se livre, avec l'allure d'un trafiquant de drogue ou d'un marchand de photos « porno », est florissant ; texte de cette première page « choc » : « Connaissez-vous un médicament qui soigne toutes les maladies ? Toutes, y compris le cancer ? Aussi bien les accidents cardiaques que les hémorroïdes, l'acné, la cellulite, l'impuissance, la stérilité masculine et féminine, la cirrhose, la constipation, le diabète, l'indigestion, la leucémie, la grippe, la maigreur, l'épilepsie, la goutte, les troubles caractériels, les oreillons, l'abcès du poumon, la bronchite, l'emphysème, les crampes, les fractures, le lumbago, la sciatique, les aphtes, les troubles de la dent de sagesse, etc., etc. Ce médicament tous azimuts s'appelle le Sérocytol. Nous l'avons découvert... par hasard, à l'occasion d'une enquête qui n'avait rien à voir avec l'importation illégale de médicament. Quand nous avons appris qu'un véritable trafic avait cours entre la Suisse et la France, nous avons cherché à en établir les preuves. Pour bien comprendre l'affaire, il faut savoir que ce médicament ne peut être importé en France. Car le laboratoire suisse qui le fabrique n'a jamais sollicité l'autorisation de mise sur le marché (A.M.M.) nécessaire pour obtenir la commercialisation du produit, qu'il soit français ou non. Et tout laisse croire que si pareille demande avait été faite... elle aurait été refusée. »

On sait d'entrée de jeu à quoi s'en tenir : il s'agit de dénoncer une escroquerie dont seraient victimes de nombreux malades que l'on trompe, et pour cela il faut leur ouvrir les yeux et leur apprendre la vérité, toute la vérité, selon la formule bien connue des fidèles des « dramatiques » judiciaires.

Jouons donc, nous aussi, au jeu de prédilection de *50 millions*. « D'accord » avec cette louable initiative car on ne peut qu'applaudir des deux mains quiconque lutte contre le vol et le mensonge sous toutes ses formes. Mais « pas d'accord » avec la façon dont elle est menée car, dès les premières lignes, on est en droit de se poser des questions sur la qualité et la nature des arguments rassemblés en vue de cette démonstration.

En effet, se livrer à un inventaire à la Prévert — il ne manque que le raton laveur ! — pour affirmer que « le » Sérocytol prétendant soigner toutes les maladies est aussi absurde que le serait le fait de déclarer que « le » vaccin, « le » sérum, « la » tisane ou « le » cachet sont des « médicaments tous azimuts » alors que chacun sait que l'élément actif des différents vaccins, des différents sérums, tisanes ou cachets varie suivant l'affection à soigner. Il en est de même pour la sérocytologie et il fallait donc parler « des » Sérocytols, d'autant que chacun d'eux porte clairement son identité propre « Foie », « Ovaire », « Génital », etc. Il est vrai qu'en servant ainsi la vérité, on risquait de rendre moins percutants les arguments avancés...

« D'accord » également pour reconnaître que « ce médicament ne peut être importé en France », mais « pas d'accord » pour supposer que si le laboratoire suisse avait fait une demande pour commercialiser son produit chez nous, « elle aurait été refusée ». En effet une « pareille demande » a été faite il y a longtemps et... acceptée comme je l'ai signalé au début de ce chapitre : cinq spécialités pharmaceutiques résultant des travaux du Dr Thomas se trouvent en pharmacie et figurent au Vidal — qui est une sorte de dictionnaire des principaux médicaments vendus en France —, ce qui implique qu'elles ont obtenu le visa — elles sont même remboursées par la Sécurité sociale. Voici leurs noms : Spécyton cerveau-moelle, Spécyton cartilage-parathyroïde, Spécyton histamine, Embryoglobine et Visioglobine, ces spécialités ne sont pas autre chose que des Sérocytols puisqu'elles sont comme eux entièrement dépendantes, tant dans leur conception que dans leur composition et leur mode d'action, des recherches du Dr Jean Thomas.

Alors nous sommes obligatoirement placés devant l'alternative suivante — toujours le « d'accord, pas d'accord ! » — : ou bien l'auteur de l'article ignorait qu'il n'y avait pas « un » Sérocytol unique pour soigner les diverses affections qu'il énumérait si complaisamment et il ignorait également que des frères jumeaux (ou plutôt quintuplés !) des Sérocytols suisses étaient fabriqués et vendus en France depuis environ un quart de siècle ; ou bien il le savait et s'est gardé de le dire, parce que cela aurait considérablement contrarié sa démonstration ou qu'il craignait de faire du tort au laboratoire français intéressé — surtout que celui-ci est maintenant dans l'orbite financière d'une société de pétrole « bien de chez nous ». Dans un cas comme dans l'autre, il paraît difficile de soutenir qu'il a parfaitement accompli sa mission d'informateur.

Une curieuse hypocrisie administrative

Autre alternative, imposée aussi par le simple bon sens, et tout aussi gênante pour la thèse que la revue veut accréditer : ou bien les Sérocytols sont une « escroquerie à la santé » reposant sur du vent, du « charabia pseudo-scientifique, une terminologie pompeuse », un médicament auquel « en aucun cas le ministère de la Santé ne reconnaît la moindre valeur thérapeutique » et alors les éminentes personnalités du monde médical chargées de séparer le bon grain de l'ivraie en ce qui concerne les médicaments se sont trompées en accordant le visa — c'est-à-dire leur bénédiction — à plusieurs d'entre eux fabriqués chez nous et on s'étonne qu'ils continuent à être vendus dans nos pharmacies ; ou bien les Sérocytols sont des remèdes aussi valables que bien d'autres, la commission des visas a parfaitement rempli son rôle et ne s'est pas trompée, et alors c'est le consommateur qu'on trompe en dénonçant une escroquerie qui n'existe pas, les Sérocytols préparés de l'autre côté de la frontière étant identiques à leurs homologues français et possédant par conséquent les mêmes vertus thérapeutiques...

Ce système habile de vérité approximative et de fausse objectivité prévaut tout au long de l'article admirablement conçu pour provoquer l'indignation des braves gens, à condition, cela va de soi, de jouer la carte de la facilité qui consiste soit à ne parler que de ce qui sert la thèse qu'on veut faire triompher en taisant consciencieusement — si l'on peut dire ! — tout ce qui serait susceptible de la contrarier, soit plus simplement encore à s'en tenir aux apparences sans chercher à approfondir parce que — c'est bien connu ! — les apparences sont souvent trompeuses...

Il est facile, par exemple, de présenter le Dr Thomas comme une sorte de « sous-doué » de la médecine en soulignant que son diplôme a été décerné par la Faculté de médecine de Carthagène en Colombie et qu'il ne lui donne aucun droit d'équivalence en France. Pour savoir cela, on doit savoir également qu'il a été, après concours, titulaire de la chaire d'anatomie pathologique de cette même université de Carthagène, qu'après un séjour en Indochine, il est devenu chef du laboratoire du Sacred Heart Hospital de Shanghaï, qu'il y a effectué d'importantes recherches biologiques, poursuivies plus tard en France où il est rentré au moment de la Seconde Guerre mondiale, mais on se garde bien d'y faire la moindre allusion. Est-ce parce que le Dr Thomas a été poursuivi à diverses reprises pour exercice illégal de la médecine et de la pharmacie — ce qui a été le sort de bon nombre des hommes de science non orthodoxes que j'ai rencontrés — qu'on est autorisé à laisser planer des doutes sur son honnêteté ? Est-ce parce qu'il s'est présenté au tribunal comme un chercheur « fort éloigné des préoccupations commerciales et fort préoccupé de spéculations d'ordre scientifique » qu'on peut affirmer que « c'est plutôt de spéculation tout court qu'il faudrait parler » ?

Il est facile d'évoquer l'idée de trafic, de contrebande, de fraude, en mettant pêle-mêle au pilori des pharmaciens suisses, des médecins et des passeurs français qui s'organisent pour introduire clandestinement chez nous un médicament alors que celui-ci pourrait bel et bien y entrer de façon légale puisqu'il suffit d'en faire la demande. Cependant, si nous allons au-delà des apparences, nous découvrons un aspect moins transparent du problème, né de la situation et qui se prolongera tant qu'elle ne sera pas modifiée. Le Français tient à sa liberté — ce n'est un secret pour personne, sans quoi on lui en parlerait moins chaque fois qu'on essaie de la lui diminuer ! — : liberté de choisir son journal, son parti, son école, son médecin et sa façon de soigner. Il entend donc, si son médecin le lui conseille, pouvoir recourir à un remède qui n'existe pas chez nous et qu'on trouve à l'étranger. Deux voies s'ouvrent à lui : la légale et la clandestine.

La légale consiste, ainsi que le rappelle *50 millions*, à demander une autorisation exceptionnelle d'importation à la Direction de la pharmacie et du médicament au ministère de la Santé, autorisation qui est, en principe, automatiquement accordée en vertu de la liberté (toujours elle !) de thérapeutique qui est reconnue au médecin. Celui-ci doit remplir un formulaire spécial où il est indiqué qu'il prend la responsabilité de traiter son patient avec tel médicament « bien qu'il ne soit pas conforme à la législation française et que son efficacité ne soit pas démontrée » — ce qui est, il faut bien le reconnaître, une curieuse hypocrisie administrative car, en fait, on exige du médecin d'admettre par écrit qu'il prescrit un traitement dont la vertu thérapeutique est douteuse alors que, précisément, s'il tient à ce que son malade en bénéficie, c'est qu'il pense qu'il améliorera son état... La revue ajoute qu'un responsable du service intéressé lui a déclaré n'avoir que « très peu de demandes d'importation pour le Sérocytol », soulignant que l'autorisation n'est délivrée que « pour des raisons humanitaires » —

ce qui laisse entendre que peu de médecins prescrivent ce remède dont on sait, à force de l'avoir proclamé sur tous les tons, qu'il est du charlatanisme et une escroquerie à la santé et ce qui accrédite du même coup l'idée de contrebande, fraude et trafic honteux et éhonté qui est au centre de l'affaire...

Une fable qui fait éclater de rire

La réalité, une fois de plus, est tout autre : si la Direction de la pharmacie et du médicament ne reçoit qu'un nombre restreint de demandes d'autorisations d'importation, ce n'est pas parce que nos médecins se méfient des Sérocytols et en privent leurs patients — ils sont plus de 4 000 en France à utiliser cette thérapeutique — ; ce n'est pas parce que ce remède « illégal » n'a cours qu'auprès des guérisseurs, magnétiseurs et autres « illégaux de la médecine », lesquels ne peuvent évidemment pas remplir et signer le formulaire spécial que réclame l'Administration ; c'est plus simplement parce que cette démarche — dont on a pu admirer au passage la portée hautement libérale et humanitaire — se montre à l'usage une technique raffinée pour freiner l'introduction chez nous de produits pouvant concurrencer nos propres spécialités pharmaceutiques.

En effet, il faut compter habituellement entre un mois à un mois et demi pour obtenir ladite autorisation et quand on sait avec quelle impatience un malade attend le remède — quel qu'il soit — dont il espère un bienfait pour sa santé, quand on sait aussi que ce recours à un produit étranger est le plus souvent l'ultime tentative — celle de la dernière chance — d'un malade à qui la médecine officielle a avoué qu'elle « ne peut plus rien pour lui » et qui se sent condamné à courte échéance, on devine que la voie légale est très peu empruntée et que la clandestine lui soit préférée en raison de sa rapidité.

Arrivons-en au bouquet final de ce feu d'artifice de vérité approximative et de fausse objectivité, à l'article d'un médecin, professeur agrégé bien connu des téléspectateurs en raison de ses fréquentes apparitions sur le petit écran — il y reviendra d'ailleurs une fois de plus lorsque tous les médias feront chorus sur le « scandale du Sérocytol » —, article qui suit immédiatement l'article réquisitoire de *50 millions* dont il constitue le prolongement indispensable puisque c'est à lui qu'est dévolue la mission d'apporter la démonstration irréfutable et scientifique que le Sérocytol est une évidente escroquerie médicamenteuse et une non moins évidente exploitation de la crédulité humaine auxquelles il faut de toute urgence mettre un terme.

Le titre est sans équivoque : « Nous demandons des comptes » ; le ton est mordant et le style brillant comme il se doit lorsqu'on aspire à jouer les polémistes et les redresseurs de torts. Avec la belle assurance que lui confèrent à ses propres yeux ses titres et sa notoriété, l'éminent professeur se livre à un éblouissant numéro ; c'est d'Artagnan, Cyrano, Fanfan-la-Tulipe et Zorro réunis sous la même blouse blanche. Il accuse « ceux qui fabriquent le Sérocytol » de se poser « sans vergogne, en scientifiques. Et du haut de la chaire qu'ils se sont eux-mêmes bâtie, (...) d'endoctriner qui veut les entendre ». Il leur reproche de matraquer « à coup d'immunologie. Mais une immunologie qu'aucun — aucun — scientifique au monde ne peut cautionner », ajoutant cette réflexion parfaitement exacte que je vous demande de retenir : « L'immunologie est une science en plein devenir mais encore très mystérieuse. »

Parce qu'il a « les capacités techniques de le dire » et parce que les grands immunologistes de réputation mondiale que compte notre pays « n'ont jamais accordé la moindre crédibilité aux « travaux » sur les Sérocytols et aux produits eux-mêmes », il sonne allègrement la charge contre la sérocytologie, faisant adroitement alterner des citations isolées qu'il est facile de tourner en dérision avec d'ingénieuses comparaisons bien faites pour séduire les esprits superficiels. Voici un petit échantillonnage :

« Les théories immunologiques proposées pour vanter le Sérocytol sont des absurdités scientifiques. Un tissu lamentable d'expériences dépassées et de théories indigentes, une fable immunologique qui fait éclater de rire lorsqu'on la lit et relit » — « Prétendre obtenir ainsi la régénérescence de tous les organes, c'est à tout le moins de l'escroquerie intellectuelle. Comment voudriez-vous qu'un système de défense puisse « régénérer » ? On n'attend tout de même pas des forces de police qu'ayant arrêté le bandit, elles construisent immédiatement autour de lui la prison qu'il doit habiter » — « C'est le couronnement : la stérilité concerne les organes génitaux : on donne le « suppositoire génital ». Les organes génitaux sont faits entre autres de tissus conjonctifs et sont enveloppés dans des séreuses. Bien sûr, nous avons un Sérocytol « séreuses ». Bien des stérilités sont d'origine infectieuse. Alors « antipyobacter » ! Comment peut-on imaginer une seconde, une seule, que l'inventeur des produits et le prescripteur puissent y croire ? C'est comme si l'on donnait à un footballeur les Sérocytols ballon-gazon-crampons, et aussi le Sérocytol mollets-but... »

Et voici la conclusion qui s'impose dans toute sa rigueur bien sentie : « Encore une fois, je le répète, si tout cela baignait dans un climat de dévouement et de désintéressement, on pourrait pardonner. Mais lorsque l'on organise financièrement l'exploitation de la crédulité, comme du malheur, on ne peut que se retrouver un jour devant ceux qui demandent des comptes. Ces comptes, nous les demandons. » Elle est l'écho attendu de celle de l'article initial qui se terminait par ces deux phrases lourdes de menaces : « Si ces médecins ne prescrivaient pas le Sérocytol, le scandale n'existerait pas. La liberté de prescription a des limites ! » Ce qui est — chacun son rôle ! — de la part du journaliste un appel ouvert à la limitation de liberté thérapeutique du médecin, et de la part du médecin professeur un appel à peine moins dissimulé à l'intervention de la justice contre ceux qui fabriquent ou utilisent ce médicament qui fait « se tenir les côtes aux médecins »...

Les faits ont toujours raison

Le comble, c'est qu'ils sont l'un et l'autre tellement imprégnés de leur propre « intox » qu'ils n'imaginent pas « une seconde, une seule », que ceux qu'ils se sont ingéniés à dépeindre comme des escrocs n'en sont pas et que ce sont eux qui vont demander des comptes ainsi que nous allons le voir. Mais, avant d'aller plus loin, quelques remarques s'imposent à propos de l'attitude de nos deux compères en « désinformation ».

En ce qui concerne la revue et son « porte-plume » de service, pour reprendre la formule de l'éminent professeur, « on pourrait pardonner » s'ils avaient pleinement accompli les différentes étapes de leur mission qui est avant tout d'informer : tout le monde peut se tromper, mais c'est tromper le monde que de se livrer à une longue enquête au bout de laquelle on peut proclamer avec autosatisfaction que c'est « une affaire étudiée ici dans tous ses aspects ; toutes les preuves sont accumulées... », alors qu'on a omis la démarche essentielle : entendre le présumé coupable, c'est-à-dire les responsables du laboratoire qui fabrique les Sérocytols. Même quand elle a accumulé toutes les preuves établissant sans aucune contestation possible la culpabilité de celui qu'elle poursuit, la justice respecte cette règle fondamentale. Pourquoi les « juges » de *50 millions* n'ont-ils pas fait de même ? C'est la question qu'on se pose et à laquelle on ne trouve, tout bien pesé et soupesé, qu'une réponse : parce que c'était risquer de remettre en cause une campagne dont le retentissement devait servir sinon la vérité et les consommateurs mais l'organe qui se présente comme leur défenseur...

Quant au Zorro en blouse blanche, « on pourrait pardonner » aussi son attitude s'il était un fidèle du conformisme médical, lequel se refuse toujours à faire une place à la cellulothérapie de Niehans et reconnaît seulement du bout des lèvres — parce qu'il y est contraint par le développement qu'elles ont pris malgré son hostilité — l'homéopathie[1] et l'acupuncture. Or, il s'est posé lui-même en contestataire par des prises de position qui lui ont précisément acquis la notoriété dont il bénéficie et on ne comprend pas qu'avec « les capacités techniques » qu'il se reconnaît à lui-même de dire s'il y a escroquerie intellectuelle ou non, il se soit engagé aussi facilement dans les rangs de ceux qu'il égratigne à l'occasion, pour foncer tête baissée dans une bataille qui se déroule sur le terrain encore mouvant de l'immunologie. La médecine s'accommode mal des sacro-saintes règles de la démocratie : ce n'est pas parce que la majorité — et souvent la quasi-totalité — des hommes de science approuvent une théorie que celle-ci est juste et, réciproquement, ce n'est pas parce qu'un homme est seul à soutenir face aux savants en place ce qu'il croit être une vérité qu'il faut le tourner en dérision et le condamner. On ne peut se présenter comme un chercheur véritable dans le domaine de la thérapeutique si l'on ne tient pas compte en permanence dans sa conduite d'un code de base en deux points : « Les faits ont toujours raison ; quand la théorie ne coïncide pas avec eux, c'est elle qu'il faut changer » et « En médecine, le seul critérium de la vérité, c'est la guérison ».

Si notre Zorro médical avait pris la peine d'interroger ses confrères qui prescrivent les Sérocytols, il aurait appris que ces derniers exercent une action indéniable dans différentes affections et dans des cas si nombreux et si divers qu'il est difficile, si l'on tient à rester sérieux, d'assimiler ces résultats au sempiternel « effet placebo » — sans quoi le placebo serait de loin le remède le plus efficace de tout l'arsenal thérapeutique ! Il se serait dit que si cette action demeure inexplicable selon les critères actuels de l'immunologie, c'était ces critères qu'il fallait remettre en question au lieu de jeter l'anathème sur la sérocytologie, d'autant que l'immunologie est, comme il le souligne lui-même, « une science en plein devenir mais encore très mystérieuse[2] ». Il

1. Voir chapitre XV du tome II de *Tous les espoirs de guérir*.
2. Voir à ce sujet le chapitre X du présent tome.

aurait admis que les guérisons étant le seul critérium de la vérité, il devenait moins évident que les explications avancées par le Dr Thomas étaient « grotesques », « indigentes ». Surtout, s'il n'avait pas limité sa curiosité scientifique aux travaux et à l'opinion de nos omnipotents « chercheurs de réputation mondiale », il aurait appris qu'aux Etats-Unis, en Allemagne, en Suisse et même chez nous comme nous le verrons plus loin, des savants ont confirmé par leurs recherches la réalité de cette immunologie.

« *Escroquerie à l'information* »

Comme on le constate, dès qu'on en démonte les rouages et qu'on vérifie leur qualité, l'impressionnante machine de guerre montée contre la sérocytologie se révèle n'être que du carton-pâte. Elle n'en a pas moins joué parfaitement son rôle de trompe-l'œil car il ne s'est trouvé personne dans les milieux des grands médias pour procéder à cet examen — pourtant partie de la routine de l'information — et c'est ainsi que la quasi-totalité des journaux français — quels que soient leur tirage, leur périodicité, leur couleur politique ou leur emplacement géographique — se sont mobilisés dans une campagne dont il est difficile de trouver l'équivalent dans l'histoire de la presse en France, chacun essayant de faire mieux que son confrère dans l'originalité des titres accrocheurs et des expressions percutantes participant à l'éreintement sans appel d'un traitement dont on ne savait rien d'autre que ce qu'en avait dit l'organe officiel de l'I.N.C. Un déchaînement aussi inhabituel et unanime provoquera d'ailleurs de la part du journal *La Suisse* cette remarque significative, que tout citoyen qui croit à la liberté et veut défendre la sienne devrait méditer : « La campagne lancée contre le Sérocytol (...) est un bon exemple de l'orchestration accélérée que permet l'audiovisuel dans un pays centralisé. »

Pour ne pas être trop cruel envers une profession qui a

été pendant plus de quarante ans la mienne, je tairai le nom des feuilles au milieu desquelles ont fleuri les citations qui forment un édifiant bouquet. Jugez plutôt : « La potion magique d'Astérix est véritablement battue à plate couture par le Sérocytol, cette abracadabrante préparation charlatanique qui « soigne » aussi bien l'acné et la constipation que le cancer et l'obésité » — « Une escroquerie reposant sur un délire d'incohérence scientifique » — « Le trafic de médicaments : un pot aux roses bien gardé » — « Si vous entendez parler du Sérocytol, si on vous en propose, mettez vos interlocuteurs en garde et méfiez-vous ! » — « Un médicament, une escroquerie : le Sérocytol » — « Sérocytol », la « swiss connection » — « Les suppositoires « anti-cancer » : ils ne guérissent rien du tout mais rapportent des centaines de millions » — « Du traitement « miracle » au scandale » — « Le moyen âge en immunologie » — « Marchands de faux espoirs milliardaires en Suisse » — « Un médicament qui ne sert à rien... mais qui rapporte gros » — « Une mine d'or : le Sérocytol pseudo-médicament suisse » — « Bidon : vous avez le cancer, les oreillons, de la tension ou mal aux dents, le Sérocytol « médicament miracle » est un placebo » — « Un suppositoire à tout faire », etc. Enfin, il va de soi que *Fondamental,* le journal de l'Association pour le Développement de la Recherche médicale dans le cancer — l' « officielle », qui s'en tient à la chirurgie, aux rayons et à la chimiothérapie, avec les succès que l'on sait — saisit l'occasion pour publier un article intitulé « Les profiteurs du désespoir » dans lequel sont confraternellement réunis et dénoncés comme escroqueries à la santé les habituels gêneurs — le Solomidès [1], le Carzodelan [2] et la sérocytologie !

Il s'est trouvé pourtant trois publications pour sauver l'honneur de la presse en refusant de se joindre au chorus bêlant de leurs confrères, une belge *Etudes* et deux françaises *L'Impatient* et *Le Coopérateur de France.* Dans la

1. Voir chapitre VI du tome II de *Tous les espoirs de guérir.*
2. Voir chapitre IV du tome I de *Tous les espoirs de guérir.*

première — qui est une revue médicale soutenant l'homéopathie —, ce sont des médecins prescripteurs de Sérocytols qui mettent l'éminent professeur sur la sellette et lui demandent à leur tour des comptes. Je regrette, faute de place, de ne pouvoir vous faire apprécier intégralement cette volée de bois vert administrée au « mandarin » pourfendeur de la méthode du Dr Thomas. Je m'en tiendrai à quelques passages — des passages à tabac, en quelque sorte...

Le titre est en lui-même un coup de trique à l'ensemble des médias ayant traité de « l'affaire » : « Escroquerie à l'information » ; cette remarque en est le contrepoint : « Soit dit en passant, la « big-campagne-publicitaire » à la radio et à la T.V., quel merveilleux moyen de faire vendre un « canard » qu'on n'eût sans doute pas acheté autrement ! » Passons aux citations : « Depuis quand, Monsieur le professeur, un scientifique — et j'ose espérer que vous vous comptez parmi eux — porte-t-il un jugement sur des théories, sur des écrits, en bref sur du charabia et non sur des *faits* ? (...) Il est regrettable que vous limitiez votre information à de mauvais romans policiers torchés par de mauvais journalistes. Tout prouve, dans vos écrits, que vous n'avez guère cherché, ce qui est curieux pour un chercheur ! » (...) « Vous nous démontrez comment, bien que porteur d'une blouse blanche et issu d'un milieu scientifique, on peut se laisser aller à écrire des non-sens, lorsqu'on ignore un sujet. »

Le dossier vide d' « un acrobate des relations publiques »

Enfin, dans une lettre ouverte, un médecin français demande à son « cher confrère » de faire connaître publiquement les faits sur lesquels s'appuie sa conviction sur l'inefficacité des Sérocytols, ajoutant que si elle ne repose que sur des considérations théoriques, son opinion « apparaît, de toute évidence, dénuée de la moindre valeur en comparaison des observations cliniques accumulées depuis des années et publiées par un nombre considérable de confrères qui, dans l'Europe entière, utilisent avec succès cette thérapeutique ». « Permettez-moi, poursuit-il, de soumettre à votre réflexion une observation personnelle : il s'agit de deux enfants, le frère et la sœur, Dominique, 9 ans, et Sylvie, 7 ans, l'un et l'autre atteints de la maladie de Lobstein, fragilité congénitale des os pour laquelle il n'existe pas de thérapeutique connue. Dominique avait déjà eu une douzaine de fractures et Sylvie huit lorsqu'en 1972 fut entrepris le traitement par les Sérocytols « O.F.B. » et « Embryon ». Depuis lors, ni l'un ni l'autre n'ont fait de nouvelle fracture. N'eût-il pas été dommage que, sur la foi d'une affirmation gratuite, ces deux enfants eussent été privés d'une telle thérapeutique ? Dans l'intérêt des malades, dans l'intérêt de la vérité, faites connaître vos observations cliniques. Ne nous laissez pas la pénible impression d'ouvrir une campagne néfaste de dénigrement systématique et gratuit... »

Les remarques des publications françaises qui ont refusé de s'associer à cette vaste entreprise de bourrage de crâne sont tout aussi nettes et pertinentes. Sous le titre « Haro sur le petit Suisse », *Le Coopérateur de France* — qui est le porte-parole d'une organisation de consommateurs comparable à l'I.N.C., sans en partager toutefois les privilèges audiovisuels ! — souligne que s'il est normal que s'élèvent des discussions passionnées entre chercheurs sur le plan scientifique, « la pratique de l'injure n'est peut-être pas nécessairement le moyen le plus adéquat pour être crédible et responsabiliser médecins et patients », ajoutant : « C'est décidément une tâche bien difficile d'essayer d'informer objectivement les consommateurs » et, à la suite d'une déclaration du ministère de la Santé qui « se félicite de l'information apportée aux malades et aux consommateurs », posant la seule vraie question : « Au fait, quelle information ? »

Quant à *L'Impatient* (qui est, je le précise pour ceux qui l'ignoreraient encore, la seule revue française consacrée aux médecines dites parallèles), il relève, lui aussi, que

50 millions a sorti « l'affaire » à l'occasion du lancement du premier numéro de sa nouvelle formule, « opération réussie publicitairement parlant, puisque l'ensemble de la presse française a emboîté le pas, sans se livrer à la moindre vérification ». Il note que « le dossier est désespérément vide. Pas un fait, pas un témoignage, pas une preuve. Rien d'autre que des affirmations aussi définitives qu'invérifiables » et au professeur, caution scientifique de la campagne, qu'il appelle joliment « un acrobate des relations publiques », il oppose l'opinion de plusieurs médecins français — « dont ni le talent, ni l'honnêteté, ni la compétence ne font pour nous de doute » — qui déclarent utiliser les Sérocytols avec d'excellents résultats. Enfin, il fait observer que la médecine officielle manifeste une nervosité croissante face à la contestation que constitue pour elle la montée des médecines parallèles et questionne : « L' « opération Sérocytol » est-elle une simple coïncidence ? Ou bien doit-on y voir un élément de contre-offensive concertée, destinée à mettre en condition le public en jetant le discrédit général sur l'ensemble des techniques non orthodoxes, afin que la haute hiérarchie médicale puisse reprendre les choses en main devant la montée de la contestation ? »

Il faudrait un livre entier pour analyser et commenter tous les éléments de cette campagne typique de « désinformation ». Il existe déjà, depuis le milieu de l'année 1980, et j'engage vivement ceux d'entre vous qui aiment aller au fond des choses à s'y reporter. Il a pour auteur François-Xavier Chaboche, écrivain et journaliste professionnel qui a pu vérifier sur lui-même les bienfaits de la sérocytothérapie, et pour titre *Dossier Sérocytol* suivi de ce sous-titre éloquent « La liberté thérapeutique est-elle un mythe ?[1] » C'est effectivement un « dossier » au plein sens du mot,

1. Editions Opta, collection « Droit de réponse » ; diffusé au profit de la « Fondation Solidarité » (voir chapitre XIV du présent tome) : « Fondation Solidarité », 133, avenue du Général-de-Gaulle, 92170 Vanves.

rassemblant une masse de documents et de communications scientifiques, tel qu'on souhaiterait en trouver toujours un de cette richesse et de cette objectivité sur un sujet qu'on cherche à approfondir, cela pour la raison très simple que sont respectées les règles — que j'ai rappelées tout à l'heure — sans lesquelles l'information ne mérite plus son nom.

Le silence des compères... et celui des ondes

Pour en terminer avec « l'affaire » sur laquelle je ne me suis étendu aussi longuement que parce que, après la publicité dont elle a bénéficié de la part de l'ensemble des médias, il était nécessaire de montrer comment elle a été montée, gonflée, et comment elle se dégonfle dès qu'on va au-delà des apparences, je résumerai la suite et la fin qui revêt une forme judiciaire.

La suite, c'est naturellement la réaction indignée des deux principaux responsables du Laboratoire de Sérocytologie, M. J. E. Schenk, le directeur commercial, et le Dr D. Defleur, le directeur médical, sous la forme d'une « mise au point » que les journaux ayant fait état de « l'affaire » dans les termes que j'ai rapportés devront publier en vertu de la législation sur le droit de réponse dans la presse. C'est aussi, bien sûr, la poursuite de la campagne de *50 millions* qui estime que ladite mise au point est « plutôt embarrassée et, en tout cas, laborieuse », affirmant que tous les avis (lesquels ?) recueillis « confirment ce trafic frauduleux et cette escroquerie scientifique », avec ce commentaire assez révélateur quant au but visé : « Impossible maintenant pour le laboratoire de retourner l'opinion en sa faveur », tandis qu'un éditorial est consacré au « silence des compères », c'est-à-dire des médecins qui prescrivent ce « prétendu médicament » et à qui on reproche de se taire — ce qui n'est pas tout à fait exact puisqu'on lit quelques pages plus loin que « quelques prescripteurs de Sérocytol se sont mis en colère, ou ont usé d'insultes, voire de menaces ». On s'empresse d'ailleurs de souligner que « aucun d'entre eux ne fournit de dossier médical à l'appui de ses affirmations », accusation assez inattendue lorsqu'on a vu que c'est précisément celle qu'on peut formuler à l'encontre de la campagne déclenchée contre la méthode du Dr Thomas...

Mais la suite, c'est également la voix des utilisateurs qui se fait entendre dans le courrier des lecteurs de *L'Impatient* pour signaler l'efficacité du traitement dans de nombreuses affections : angine, otite, prostatite, zona, troubles cardio-vasculaires, cataracte, etc., et pour révéler aussi pourquoi, au cours des émissions consacrées à « l'affaire » par les radios d'Etat ou périphériques, il s'est trouvé si peu d'auditeurs pour apporter leur témoignage en faveur des Sérocytols : un correspondant signale en effet qu'il a « tenté en vain de prendre la parole » lors d'une de ces émissions.

J'ai pensé d'abord qu'il s'agissait là d'un cas isolé puisqu'il est bien évident qu'on ne peut passer sur l'antenne tous les appels téléphoniques qui arrivent au standard. Mais j'ai vite changé d'avis en prenant connaissance de l'énorme courrier médical reçu par le laboratoire de Lausanne. Car si les médecins français prescripteurs de Sérocytols ont été peu nombreux à se manifester auprès de *50 millions* — ils ne se faisaient aucune illusion quant au sort qui serait réservé à leur prose étant donné le ton adopté dès le premier article de la revue ! — ils ont, par contre, été des centaines à faire part aux successeurs du Dr Thomas de leur indignation devant la campagne dont ils étaient victimes et de leur confiance dans une méthode dont ils avaient vérifié si souvent les prodigieux résultats. Et j'ai retrouvé à maintes reprises dans leurs lettres la relation de faits identiques à ceux que dénonçait le lecteur de *L'Impatient*, ce qui conduit à nourrir quelques doutes quant à l'impartialité de ce genre d'émissions dont l'orientation transparaît ainsi de façon difficilement contestable.

Je n'en donnerai qu'un exemple qui expose parfaitement la technique de la sélection préalable. Ce médecin du Sud-Est, utilisateur de la sérocytologie depuis cinq ans, voulait poser deux questions aux personnalités présentes à l'émission de France Inter « Le téléphone sonne » consacrée aux Sérocytols. A 19 h 20, c'est-à-dire dans les premières minutes de l'émission, il obtient la standardiste qui lui demande d'énoncer ses questions, à savoir 1) « Le médicament étant reconnu par les autorités suisses et allemandes, luxembourgeoises et britanniques, la médecine dans ces pays est-elle moins sérieuse ou d'un niveau inférieur à la nôtre ? » 2) « Les Spécytons (autrement dit, les Sérocytols ayant un visa en France) et un autre produit fabriqué, comme les Sérocytols, à partir de sérum par un grand laboratoire français, sont-ils des placebos ? » Excellentes questions, plutôt embarrassantes on le devine pour ceux qui devaient y répondre. Je recopie donc la suite de la lettre :

« Après un court laps de temps, la standardiste m'a demandé ma profession. Puis, laconiquement, m'a dit : « On vous rappellera... » J'ai alors déclaré : « Si je comprends bien, je suis censuré ? » Réponse : « Je suis désolée... » Belle impartialité de ceux qui montent ces belles émissions ! Quant aux personnages qui montent au moyen des radios, journaux, sous le couvert d'autorités françaises complaisantes, en particulier un professeur agrégé qui a prêté son nom et ses qualités pour une telle cabale et pour salir ses confrères, il n'y a pas de mot pour les qualifier... »

Des remèdes fidèles à action profonde

Pourtant, des qualificatifs, on en trouve beaucoup sous la plume des médecins prescripteurs de Sérocytols. Selon son tempérament, chacun se dit « indigné », « écœuré », « choqué », « outré », « attristé », « consterné » par ce qu'ils appellent une « ignoble campagne de démolition » ou une « cabale lamentable » marquée par « une information mensongère et tendancieuse inspirée par des intérêts qu'on devine », « une mauvaise foi totale écœurante », « une forme d'inquisition des temps modernes ».

Le professeur agrégé, qui a cautionné ladite campagne en signant l'article dont j'ai cité des extraits, récolte aussi ce qu'il a semé. Ses confrères, les « sans grade », soulignent que « les affirmations catégoriques d'un « grand » professeur ne représentent pas un début d'argument », trouvent « incompréhensible qu'un professeur s'abaisse à une telle manœuvre » et « scandaleux que de tels propos diffamatoires à l'égard de nombreux médecins utilisateurs des Sérocytols soient tenus par des professeurs de médecine dont les titres et la fonction pourraient faire penser qu'ils sont responsables de leurs actes et de leurs paroles ».

Davantage encore que ces flèches parfaitement méritées, ce qui m'a fait plaisir, c'est de retrouver parmi les signataires de ces lettres de soutien et de solidarité les noms des médecins avec qui je suis en correspondance depuis des années pour un échange d'informations fructueux pour tout le monde. C'est aussi de constater qu'il est possible maintenant de faire appel à peu près partout en France à des praticiens utilisant la sérocytologie, aussi bien dans des métropoles régionales que dans des villes de moyenne importance et même de modestes chefs-lieux de canton[1]. Ce qui m'a frappé enfin, c'est le bon sens et la modestie des témoignages que les utilisateurs — dont parmi eux des médecins hospitaliers ou experts près des tribunaux — ont tenu à apporter. En voici un rapide échantillonnage :

« Bien que n'ayant pas l'usage habituel de ce produit, les remarquables résultats que j'ai obtenus dans des affections

1. Voici, par ordre alphabétique, un certain nombre de ces localités : Aix-les-Bains, Angers, Annecy, Antibes, Arcachon, Aubenas, Aubière, Bayonne, Besançon, Béziers, Bois-Colombes, Bordeaux, Boulogne, Cannes, Chamalières, Châtelguyon, Clermont-Ferrand, Coulommiers, Creil, Dôle, Ercuis, Evreux, Gordes, Grasse, Grenoble, Gréoux-les-Bains, La Rochelle, Le Mans, Libourne, Limoges, Lorient, Lorgues, Lyon, Malzéville, Manosque, Marseille, Melun, Menton, Montauban, Montech, Mont-de-Marsan, Montpellier, Mulhouse, Nancy, Nantes, Nice, Nogent-sur-Marne, Noisy-le-Sec, Paris, Pau, Périers, Perpignan, Pont-Audemer, Pont-du-Casse, Reims, Roubaix, Rouen, Sartrouville, Sens, Strasbourg, Suresnes, Toulon, Toulouse, Tournefeuille, Valenciennes, Vélines, Versailles.

réputées incurables et ayant résisté aux thérapeutiques « autorisées » m'ont convaincu de l'intérêt des Sérocytols et, n'étant pas théoricien, je me contente des faits tels que je les constate » (Dr P. D.).

« Généraliste, je fais de la médecine générale orthodoxe lorsque celle-ci améliore ou guérit. Lorsque aucun de ces résultats n'est obtenu, je me dirige vers les médecines dites parallèles. Dans cet esprit, je fais quotidiennement de la mésothérapie, phytothérapie, acupuncture, oligo-éléments, homéopathie et de la sérocytologie. Cette dernière m'a parfois donné des résultats là où toutes les autres médecines avaient échoué. Je pense à la constipation opiniâtre ; je pense aux arthroses évoluées (...) Dans l'immédiat, je vous apporte mon soutien moral. Par la suite, je vous promets une série d'observations rhumatologiques » (Dr P. C.).

« Les Sérocytols me sont indispensables car ils sont irremplaçables et d'un résultat efficace et sûr (...) Je pense pour affirmer cela à tous mes patients en particulier de la rhumatologie, des voies digestives et gastriques, de la gynécologie et glandes mammaires, O.R.L., enfants, pneumo et phtisiologie, vertèbres et ostéopathies et bien d'autres spécialités justiciables de la méthode » (Dr J. S.).

« En ce qui me concerne, je fais appel aux Sérocytols dans deux cas : soit chez des sujets que j'ai déjà traités par homéopathie et acupuncture dont l'affection semble résister à ces thérapeutiques ; soit d'emblée dans des maladies graves mettant en jeu le pronostic vital à court ou à long terme. Si je limite ainsi mes prescriptions de Sérocytols, c'est uniquement en raison de leur prix qui n'est pas à la portée de toutes les bourses [1] et c'est le seul mais important reproche que je leur ferai... » (Dr R. R.).

« Les résultats sont probants pour tout médecin honnête.

1. Il faut préciser que ce prix est tout à fait normal pour des Suisses ; ce qui le rend très élevé pour nous, c'est le cours du franc suisse par rapport au nôtre. Comme me l'a déclaré non sans une pointe d'ironie un ami vaudois : « Ce n'est pas notre franc qui est trop fort, c'est le vôtre qui est trop faible... »

Curieuse façon d'être objectif que de ne prendre l'avis que de gens manifestement incompétents et autosatisfaits » (Dr R. P.).

« En ce qui me concerne, je ne connais pas de meilleur remède pour la circulation des membres inférieurs (artérites, varices, etc.) que les fameux Sérocytols « Vaisseaux ». Douter de l'efficacité des suppositoires ou des ampoules en question me semble parfaitement grotesque » (Dr H.).

« Je voudrais simplement, en raison de l'expérience que j'ai acquise de l'emploi de ce merveilleux remède pendant une quinzaine d'années, vous dire ce que j'en attendais et ce qu'il m'a apporté. Dans les dépressions mineures du troisième âge, dans les troubles de la sénescence (des fonctions cérébrales, du réseau vasculaire, des fonctions rénales, de l'appareil locomoteur), les Sérocytols m'ont permis de relancer souvent une énergie vitale défaillante... » (Dr G. M.).

« Je certifie avoir obtenu de très bons résultats chez des malades graves avec les suppositoires et injections de Sérocytols. Les améliorations ont souvent été spectaculaires et durables et les échecs ont été très peu nombreux. Les Sérocytols sont des remèdes fidèles à action profonde et une bonne arme thérapeutique pour le praticien généraliste » (Dr R. R.).

« J'utilise dans ma thérapeutique gynécologique les Sérocytols « Ovaire » qui m'ont permis d'obtenir trois grossesses chez des malades insuffisantes ovariennes chez qui toutes les autres thérapeutiques avaient échoué » (Dr F. M.).

« J'ai utilisé les Sérocytols dans plus de 200 cas de maladies graves avec des résultats thérapeutiques fréquents et parfois inespérés. Parmi les résultats que l'on n'aurait jamais obtenus dans l'état actuel de la médecine, je peux citer 1° les artérites des membres inférieurs (9 cas), 2° les arthroses sévères, y compris les coxarthroses (22 cas), 3° les thrombopénies (5 cas) » (Dr P. T.).

Les anomalies de la justice

Venons-en enfin au dernier acte — entièrement judiciaire — de « l'affaire », le fils du Dr Thomas, M. Pascal Thomas, et le Laboratoire de Sérocytologie de Lausanne ayant décidé de porter plainte en diffamation contre les auteurs des articles parus dans *50 millions*, avec demande d'un franc symbolique de dommages-intérêts et, à titre de complément de réparation, la publication du jugement dans des journaux de leur choix, dont la revue précitée.

La lecture des attendus du jugement, rendu le 11 juillet 1980 par le Tribunal de Grande Instance de Paris, ne laisse aucune équivoque sur la nature des textes incriminés, mais conjointement met aussi en relief certaines anomalies de notre justice. En effet, s'il est clairement reconnu que le rédacteur en chef, le rédacteur et notre Zorro en blouse blanche ont imputé à l'inventeur du Sérocytol et à ses fabricants des faits « de nature à porter atteinte à leur honneur et à leur considération et comme tels constitutifs de diffamation », il est tout aussitôt précisé que la demande de poursuite « présentée de ce chef » doit donc être rejetée puisqu'elle « se trouve atteinte par la prescription prévue par l'article 65 de la loi du 29 juillet 1881, dès lors que plus de 3 mois se sont écoulés entre la date de ces écrits diffamatoires et celle de l'assignation en justice »...

Ce qui fait que si la revue n'avait consacré qu'un numéro à « l'affaire », ses collaborateurs et elle échappaient à toute poursuite et que, finalement, les deux journalistes furent les seuls à être condamnés... pour les articles qui figuraient dans le numéro suivant ! Bien entendu, ils interjetèrent appel du jugement, lequel fut confirmé par un arrêt de la Cour d'appel de Paris en date du 11 mai 1981 : ils durent donc payer à Pascal Thomas et au laboratoire la somme de un franc (français !) à titre de dommages-intérêts, payer également tous les dépens et publier dans leur revue un texte relatant la décision de la justice. Il est à noter que les juges estimèrent qu'il convenait « de limiter les mesures de publicité sollicitées » à cette seule publication, ce qui priva le laboratoire de la juste compensation à laquelle il était en droit de prétendre après le déchaînement de la presse dont il avait été la victime et qui avait eu de telles répercussions sur le plan commercial que, comme devait le déclarer un de ses directeurs, M. Schenk, à *La Tribune de Genève*, ils avaient « frisé la catastrophe financière en raison de la chute des ventes ».

A travers les péripéties qui précèdent, vous avez sans doute déduit que ce qui importe dans cette thérapeutique, ce sont les résultats auxquels on aboutit et non les théories sur le mécanisme de son action. Ainsi que nous l'avons vu, elle se rattache à l'immunologie avec le jeu subtil des antigènes et des anticorps, mais, alors que les sérums utilisés couramment en médecine sont *antimicrobiens*, elle fait appel à des sérums *antitissulaires* obtenus à partir d'extraits embryonnaires homologues des organes à traiter. Voici d'ailleurs comment le Dr Didier Defleur, le directeur médical du laboratoire de Lausanne, l'a présentée au cours d'un colloque international tenu en 1982 à Bruxelles :

« Immunothérapie passive, mise au point dès 1931 par un médecin français, le Dr Jean Thomas, la sérocytologie constitue une méthode de traitement par des sérums immuns dénommés Sérocytols. L'ensemble des Sérocytols représente une cinquantaine de préparations, sous forme de suppositoires et d'injectables intradermiques.

« Leur fraction active est composée d'anticorps tissulaires. Ceux-ci proviennent de sérums d'animaux sains (chevaux, ânes ou chèvres) ayant reçu des injections espacées de tissus ou d'organes broyés et homogénéisés d'une autre espèce animale. Administrés à l'homme, les anticorps contenus dans ces sérums immuns exercent une régulation fonctionnelle sur le tissu ou l'organe déficient qui correspond au matériel antigénique qui a été injecté. »

Tout est dit en peu de mots. Cependant, après les attaques lancées contre les fabricants de Sérocytols, il est nécessaire d'insister sur certains points et de fournir des précisions qui balayent sans appel ragots et calomnie.

Des effets réels indéniables

J'ai fait ce qu'auraient dû faire tous ceux qui se sont acharnés contre la sérocytothérapie : j'ai passé de longues heures à questionner les responsables du laboratoire, à visiter leurs installations, à me pencher sur leurs archives scientifiques, et je me suis rendu compte que le David suisse, qu'on a cherché à discréditer parce qu'il gênait les Goliath français, n'avait rien à envier à ces derniers et pourrait même à l'occasion servir de modèle à quelques-uns d'entre eux tant les qualités suisses bien connues de précision, d'organisation, d'hygiène et de rigueur y sont poussées jusqu'à des limites inimaginables pour des étrangers...

Du départ — c'est-à-dire du prélèvement des tissus ou organes constituant les antigènes effectués sur des mammifères fœtaux ou adultes — jusqu'à l'arrivée — c'est-à-dire la mise en vente du médicament —, tout est contrôlé plutôt deux fois qu'une à chaque stade de l'opération par le laboratoire (contrôles physico-chimiques, immunologiques et de stérilité) avant de subir encore les contrôles de l'Office Fédéral de l'Hygiène Publique de Berne qui, si le lot examiné est jugé conforme, délivre un nombre de vignettes fédérales correspondant à la quantité fabriquée, autorisant ainsi la commercialisation.

Les animaux producteurs de sérums immuns sont des chevaux. Ils reçoivent une fois par semaine une injection d'une dispersion antigénique donnée — on injecte toujours le même antigène au même animal — et c'est seulement lorsque le taux des anticorps tissulaires, qui est vérifié régulièrement, a atteint les normes définies qu'on prélève le sang de l'animal, dans une proportion identique à celle que fournit habituellement un donneur de sang humain — ce qui n'empêche pas les bêtes de se bien porter et d'atteindre l'âge normal de 28 à 30 ans ; il faut dire qu'elles sont particulièrement bien soignées et qu'en été on les envoie à la montagne en « colonie de vacances »... Après défibrination et élimination des éléments figurés, le sérum immun obtenu est lyophilisé et conservé au froid ; il constitue la fraction active du Sérocytol ; il est utilisé tel quel pour les suppositoires et désalbuminisé pour les injections intradermiques.

Avouez que si, comme le prétendent leurs détracteurs, les Sérocytols n'étaient qu'un « pseudo-médicament », un banal placebo, il y aurait là un beau gaspillage de temps et d'argent ! Mais des travaux, menés par différentes équipes scientifiques, apportent une démonstration encore plus probante de la réalité de l'action physiologique exercée par ces sérums puisque lesdites expériences ont porté sur des animaux pour lesquels il est difficile de faire intervenir le fameux « effet placebo ».

Ainsi, l'adjonction de Sérocytol « Cœur-Vaisseaux » au liquide de perfusion d'un cœur isolé de cobaye restaure rapidement l'activité cardiaque inhibée par de la quinine. Ainsi, le Sérocytol « Diencéphale » protège de façon significative le rat d'un ulcère de stress provoqué par immobilisation de l'animal tandis que le Sérocytol « Estomac » a un effet curatif évident sur l'ulcère provoqué par un agent chimique, phénybutazone ou histamine. Autres exemples : le Sérocytol « Côlon », en traitement préventif chez le rat, régularise le transit intestinal perturbé par agent chimique ; le Sérocytol « S.R.E. » (système réticulo-endothélial), administré en préventif pendant cinq jours, prolonge de manière significative la survie de souris infectées par une dose mortelle de Plasmodium Berghei, un agent du paludisme très virulent chez la souris ; le Sérocytol « Articulaire », en traitement prophylactique, conduit à la suppression des lésions secondaires de l'arthrite expérimentale provoquée sur le rat.

Les effets réels sont donc indéniables comme l'est aussi l'absence totale de toxicité (l'expérimentation à des doses cent fois plus fortes que la dose thérapeutique humaine n'a provoqué ni phénomène toxique ni lésion décelable). Reste la grande question : comment agissent les Sérocytols ?

« *Nous rampons encore...* »

Comme l'a si bien dit notre Zorro en blouse blanche, « l'immunologie est une science encore très mystérieuse ». Tant de facteurs entrent en jeu au niveau de la cellule que les hypothèses ont été longtemps plus nombreuses que les certitudes. Ainsi, pour les Sérocytols, ont été évoqués les rôles du système nerveux, de la membrane cellulaire, des récepteurs de surface, de certaines enzymes, des charges électriques moléculaires, etc., l'exemple dudit professeur démontrant que l'on peut posséder un important bagage scientifique et pourtant proférer des bêtises sur un sujet qu'on ignore. Comment ne pas rapprocher ce « festival de sottise, d'incompétence, de stupidité et de malveillance » (c'est la formule employée par un des médecins prescripteurs ayant apporté leur soutien au laboratoire) des propos autrement modestes et qualifiés d'un autre professeur, J.-C. Etter, de l'Ecole de Pharmacie de Lausanne, qui, parce qu'un de ses étudiants lui avait demandé ce qu'était un Sérocytol, s'était intéressé aux recherches de Thomas, avait même fini par s'associer à certains de ses travaux et a courageusement défendu sa mémoire et sa méthode au moment de « l'affaire ».

Voici ce qu'il déclarait aux participants d'un des congrès internationaux qui, tous les deux ans, réunissent des sérocythopathes (on dit bien des homéopathes !) de différents pays — Angleterre, Autriche, Belgique, France, Suisse[1] — au sujet de la « grande question » : « Vous appartenez à cette classe de privilégiés qui possèdent une

1. Les principales communications sont publiées dans les *Annales de Sérocytologie* qui constituent une source précieuse d'information pour le corps médical... et la presse, pour peu que l'un et l'autre veuillent remplir consciencieusement leur mission...

automobile. La clef de contact, c'est l'analogue d'une substance médicamenteuse ; la serrure du démarreur, c'est l'analogue d'un récepteur cellulaire. Placez la clef dans la serrure du démarreur, tournez-la et votre moteur se met en marche. Et voilà : vous savez comment agit votre clef, mais que savez-vous du fonctionnement du moteur à quatre temps ? Que savons-nous de l'action profonde d'un médicament sur nos cellules ? Il faut ramener toute connaissance à sa valeur réelle. » Et, dans une réponse à un article d'une revue suisse sur « l'affaire », il formulait ces remarques qui devraient inciter savants et informateurs à la réflexion : « Ne vaudrait-il pas mieux prendre enfin conscience de nos limites, lesquelles, en dépit des découvertes spectaculaires de la pharmacologie moléculaire, nous rappellent qu'en fin de compte nous rampons encore, alors que certains croient planer tel l'aigle ? Le vrai courage d'un scientifique, c'est d'admettre son infirmité au seuil de la connaissance, de rester pondéré, tolérant, car, paraphrasant Jean Rostand, il faut se rappeler qu'en science, la vérité d'aujourd'hui c'est l'erreur de demain... [1] »

Bien sûr, personne ne peut affirmer qu'il n'en sera pas ainsi un jour pour les explications que nous a apportées récemment un des meilleurs spécialistes actuels de l'immunologie. En tout cas, celles-ci ramènent à leur juste valeur — autrement dit réduisent à néant — les déclarations fracassantes de l' « acrobate des relations publiques » qui servit de caution scientifique à la campagne contre les Sérocytols et qui proclamait — rappelez-vous ! — avec l'aplomb que lui donnaient ses titres et son incompétence en la matière, que « les théories immunologiques proposées pour vanter le Sérocytol sont des absurdités scientifiques (...) qu'aucun — aucun — scientifique au monde ne peut cautionner » !

1. Voir aussi l'opinion d'Auguste Lumière figurant parmi les citations que j'ai mises en épigraphe.

Une réhabilitation éclatante

Et — ironie du sort ou plutôt retour normal des choses — c'est précisément un des « grands immunologistes de réputation mondiale que compte notre pays », dont il affirmait qu'ils « n'ont jamais accordé la moindre crédibilité aux « travaux » sur les Sérocytols et aux produits eux-mêmes », qui, dans une plaquette d'une quarantaine de pages intitulée *Immunomodulation thérapeutique par les anticorps — Etat actuel et perspective d'avenir*[1], non seulement réhabilite de façon éclatante la sérocytologie sur le plan scientifique en démontrant, schémas explicatifs et références expérimentales à l'appui, comment elle agit sur notre organisme, mais laisse prévoir qu'elle est appelée à occuper une place de plus en plus importante en thérapeutique. L'auteur de ce travail n'est autre en effet que Jacques Clot, professeur agrégé d'Immunologie de l'Université de Montpellier.

Il n'est évidemment pas question de résumer un tel document, lequel est déjà lui-même un résumé de longues recherches, d'autant que, destiné au corps médical, il n'est pas toujours d'une compréhension facile pour un profane. Je me bornerai donc à en indiquer les grandes lignes et à en citer quelques passages.

Dans son introduction, Jacques Clot rappelle que c'est dans les années 1965-1970 qu'un élan nouveau a été donné à l'immunologie « par le désir de réaliser des transplantations d'organes chez l'homme », ce qui a conduit à découvrir qu'elle ne se limite pas seulement à l'étude des moyens de défense contre les agents infectieux mais déborde sur plusieurs aspects de la pathologie humaine. « En effet, dit-il, tout concourt à démontrer actuellement que *le système immunitaire intervient au moins autant dans les phénomènes de régulation interne de l'organisme que dans la défense contre les agents étrangers.* De ce fait, chaque

1. Editions Laboratoire de Sérocytologie, Lausanne.

médecin, qu'il soit généraliste ou spécialiste, se trouve de plus en plus confronté avec les problèmes et les connaissances immunologiques, et ce non seulement dans son diagnostic mais également dans sa démarche étiopathogénique et ses indications thérapeutiques », d'où le but de sa publication : « Apporter de façon claire et concise les connaissances essentielles à la compréhension du rôle des anticorps dans la réponse immunitaire. »

De ces explications savantes sur la structure, l'origine et les propriétés des anticorps — où il faut jongler avec les chaînes chimiques, la « dualité structurale » de la molécule, les lymphocytes divers et leurs clones —, il ressort qu'à côté du phénomène classique anticorps-antigène [1], « *les anticorps peuvent parfaitement interagir avec des cellules ou des tissus ne faisant pas partie du système immunitaire* ». En somme, c'est la confirmation de la conception des sérums « antitissulaires » imaginée de façon empirique dès 1931 par le Dr Thomas « sans que ce médecin, souligne le professeur Clot, puisse apporter avec les moyens de l'époque les preuves scientifiques du bien-fondé de ses hypothèses ». Il ajoute donc que les Sérocytols — qui « trouvent leurs indications dans les maladies chroniques idiopathiques et dans certaines maladies infectieuses et inflammatoires » — « doivent être considérés comme un ensemble de moyens immunologiques pour moduler les tissus contre lesquels ils sont dirigés ». « *L'immunomodulation par les anticorps,* dit-il encore, *représente un domaine important de l'arsenal thérapeutique.* Son principe repose sur l'interaction entre le ou les spécificités anticorps et le ou les antigènes correspondants, aboutissant à la protection passive de l'individu ou à la modulation (dépression ou stimulation) des cellules ou des tissus spécifiques. Les indications de l'emploi des anticorps en thérapeutique concernent aussi bien la pathologie immunitaire (déficits congénitaux ou acquis, maladies autoimmunes) que la pathologie générale. »

---

1. Voir à ce sujet la page 188 du chapitre sur l'œuf de caille.

Le mécanisme de la façon dont la sérocytothérapie agit sur l'organisme est enfin défini scientifiquement, mais cette action elle-même est une certitude établie par un recul d'un demi-siècle d'application thérapeutique, avec un tableau de résultats à faire pâlir de jalousie la médecine classique, d'autant que ces succès ont été obtenus la plupart du temps dans des domaines où celle-ci s'était avouée impuissante...

De même que l'homéopathie se soucie moins des maladies que du terrain sur lequel elles se développent, la sérocytothérapie, de par sa conception, ne s'adresse pas tant à des maladies déterminées qu'à la recherche de la défense et de l'équilibre fonctionnel des tissus et des systèmes intéressés, quel que soit le type de l'atteinte. Ce qui implique que, pour son application pratique, il importe avant tout, d'une part, de déterminer la capacité de réaction du tissu à traiter — un tissu trop gravement altéré ou détruit ne peut évidemment plus répondre au traitement — et, d'autre part, de rechercher les causes de l'affection et les circonstances de son évolution, ces éléments constituant la donnée de base pour choisir les sérums les plus adéquats.

Les remèdes « cache-misère »

« En fait, dit le Dr Defleur, ces remèdes soutiennent les systèmes de défense des organes en cause ; ils obligent donc le médecin, non pas à se poser la question « quel est le Sérocytol pour telle maladie ? » mais « quel est le système organique atteint et quel est le processus évolutif en cause ? » Autre point à souligner : il existe fort peu de médicaments capables de s'opposer à l'effondrement des défenses organiques et à l'évolution dégénérative, situation qui permet précisément l'installation des pathologies les plus diverses ; or, c'est dans ces cas précisément que les Sérocytols rendent des services remarquables. Leur champ d'action est donc : a) les troubles fonctionnels, b) les maladies chroniques et dégénératives. »

Et, pour mieux me convaincre qu'il avait raison d'affirmer que « la structure de raisonnement était extrêmement simple » pour fixer les grandes lignes de la thérapeutique, il a appuyé sa démonstration par un dessin : une sorte de château fort, avec créneaux, murs de pierres apparentes, pont-levis, le tout surmonté d'un donjon coiffé d'un toit au sommet duquel flotte une oriflamme. Explications :

« Ce schéma rassemble les « sérums clés » liés aux grandes fonctions, les « sérums maîtres ». Tout en haut, sous le toit, vous trouvez « Diencéphale » (tissu antigénique diencéphale, c'est-à-dire la zone de la base du cerveau, source de la vie végétative et des centres psychiques) et « Sympathique total » (tissu antigénique hypothalamus antérieur et postérieur), pour les maladies fonctionnelles, tout ce qui dépend du neurovégétatif ; on les emploie séparément ou associés. Au-dessous, le donjon, ce sont « Neuroglandulaire F » destiné aux femmes et « Neuroglandulaire M » destiné aux hommes (tissus antigéniques diencéphale, antéhypophyse, thyroïde, surrénale, plus ovaire pour F ou testicule pour M), pour les maladies qui ont une dépendance de type hormonal, cela grâce à une régulation fonctionnelle de l'axe hypophyso-génital. Au niveau des créneaux se tiennent évidemment les défenseurs — c'est le « S.R.E. » (système réticulo-endothélial dont les tissus antigéniques sont rate, thymus, moelle osseuse), indiqué en cas de maladie infectieuse, de déficience immunitaire et de maladies autoimmunes. Les pierres qui constituent les murs correspondent à « Conjonctif » (tissu antigénique tissu conjonctif) ou « Neurovasculaire » (tissu antigénique vaisseaux, nerfs, conjonctif, peau), indiqués pour les pathologies dans lesquelles il faut reconstruire, restructurer les tissus de soutien et stimuler la nutrition locale, pour les maladies dégénératives. Enfin, au pied de la citadelle, il faut ajouter un robinet symbolisant « Emonctoires » (tissus antigéniques : foie, poumon, rein, intestin grêle, côlon, pancréas, vésicule biliaire, peau, lympho, S.R.E.) qui procède au lavage général du bâtiment, à la stimulation émonctionnelle globale de l'organisme fatigué ou ayant reçu de nombreuses médications, au drainage des toxines.

« Si vous voulez, on peut dire que ces « sérums clés » sont pour le médecin ce que sont les grands thèmes d'une partition pour un musicien, les autres Sérocytols étant comparables aux variations autour de ces thèmes, et c'est de la combinaison harmonieuse de l'ensemble que dépend la réussite de l'œuvre thérapeutique aussi bien que musicale. Mais, il ne faut pas le dissimuler, cela exige du temps et le malade doit se faire à l'idée qu'on ne va pas lui prescrire ce que j'appelle des remèdes « cache-misère » qui suppriment les symptômes et font croire à la guérison. Il doit aussi prendre conscience de quelques réalités qui l'aideront à admettre l'inconvénient majeur que constitue généralement à ses yeux un délai inévitable avant l'apparition des premiers résultats. Par exemple, il est clair que si une maladie est devenue chronique, c'est que les remèdes modernes ne l'ont pas guérie quand elle en était à ses débuts ; on a donc eu recours à des dosages de plus en plus forts pour éliminer les symptômes qui s'amplifiaient au fur et à mesure que s'installait la chronicité. Or, dans la pharmacologie actuelle, il est généralement admis qu'un médicament qui a un effet primaire a toujours un effet secondaire — ce qui a pour corollaire que tout médicament qui n'engendre pas d'effets secondaires n'exerce pas d'effet primaire, par conséquent ne possède aucune efficacité thérapeutique, argument qui a d'ailleurs été utilisé pour affirmer que les Sérocytols étaient un placebo ! —, d'où des effets secondaires accumulés et s'exerçant sur d'autres parties de l'organisme que celle qui est touchée initialement et dont on essaie, bien entendu, de masquer à son tour les symptômes, d'où d'autres détériorations dues à l'augmentation automatique de l'intoxication médicamenteuse.

Une méthode biologique douce

« C'est pour ces raisons que dans les maladies fonctionnelles chroniques, l'amélioration n'intervient guère avant une période de temps se situant entre un et deux mois et que, dans les maladies dégénératives et autoimmunes comme la polyarthrite rhumatoïde évolutive, elle est d'autant plus retardée que l'affection est apparue depuis longtemps, ce qui veut dire que la manifestation des améliorations subjectives, c'est-à-dire celles que le patient constate lui-même dans son état, demande au moins un an et le plus souvent dix-huit mois ; par conséquent, il faut admettre l'idée que ce sera long et prendre au départ la résolution de ne pas laisser tomber au bout de dix mois de traitement parce que « cela n'a rien donné » alors qu'un énorme travail silencieux s'est déjà opéré et qu'avec encore un peu de patience ses résultats éclateront au grand jour.

« En fait, la sérocytothérapie — qui vise à réveiller l'autorégulation de défense du corps humain — est une méthode biologique douce qui se range parmi les médecines naturelles. Elle est l'héritière d'une longue tradition hippocratique qui cherche, en s'appuyant sur les mécanismes biologiques : 1) à corriger les déviations métaboliques et à restaurer les fonctions défaillantes par la rééquilibration des organes concernés, en particulier par l'intermédiaire du système neuro-végétatif ; 2) à drainer, en stimulant les organes émonctoriels, les toxines issues des métabolismes défaillants et des nuisances et pollutions diverses. On peut considérer qu'elle est un des aspects nouveaux de la vieille notion de thérapeutique de terrain, ce qui explique l'intérêt que lui manifestent les homéopathes si nombreux parmi les prescripteurs.

« Ses succès sont particulièrement évidents dans les pathologies chroniques et dégénératives : sinusites chroniques, névralgie du trijumeau, blépharoconjonctivites, angines chroniques, troubles du rythme cardiaque (arythmie, fibrillations), gastrites et ulcères gastriques, déficiences hépatiques, pancréatites, colites, hémorroïdes, artérites, acné juvénile (chez la femme), syndrome prémenstruels, dysménorrhées, troubles de la ménopause, toutes les algies articulaires (dont la colonne vertébrale dans son ensemble), tendinites, pratiquement toutes les arthroses, polyarthrite (mais c'est très long), cystites, sans oublier les affections des muqueuses, de la peau, la prostatite, l'énurésie et évidemment les maladies autoimmunes. Elle apporte enfin une aide non négligeable en cancérologie, non pas en agissant directement sur la tumeur, mais en permettant de « faire le mur » autour d'elle, en même temps qu'on stimule les organes de défense et les émonctoires. L'apparition de métastases est également combattue en augmentant la résistance des tissus métastasés, résistance qui, on le sait, s'oppose à l'envahissement tumoral ; on donne alors le sérum correspondant à l'organe en question : « Poumon » en cas de métastases pulmonaires, « Foie » en cas de métastases hépatiques, etc. »

Deux citations, empruntées l'une aux témoignages spontanés envoyés au laboratoire par les médecins prescripteurs au moment de « l'affaire », l'autre à la plaquette sur l'immunomodulation, constituent la meilleure des conclusions puisque la première est dictée par l'expérience et la seconde par la science :

« L'action stimulante de la sérocytothérapie est évidente et c'est l'organisme qui effectue la réparation après stimulation par les organes homologues » (Dr H. F.).

« L'utilisation des anticorps est en train de devenir un des meilleurs moyens d'action sur bon nombre de maladies immunologiques et même non immunologiques » (Professeur Jacques Clot).

II

LE PHYTŒSTROL

troubles du cycle périodique
déficit hormonal
ménopause

Je ne serais sans doute pas le seul qui, ayant à choisir entre un beaujolais entièrement de synthèse et l'authentique produit d'un terroir privilégié par Bacchus, opterait pour le second ! Il en est de même dans de nombreux domaines parce que le bon sens conduit normalement à préférer l'original à la copie, le vrai à l'ersatz, ce qui explique le succès de l'alimentation dite « biologique » ainsi que des médecines dites « naturelles » et le regret, en ce qui concerne celles-ci, d'avoir souvent à chercher à l'étranger des spécialités qu'on ne trouve pas chez nous.

Revenir sur les raisons de cet état de choses incompréhensible pour le commun des mortels ne servirait à rien.

Les sentiments et les intérêts dictant la plupart du temps les lois — des exemples récents le prouvent assez ! — celles-ci en sont le reflet et il est illusoire d'espérer qu'un jour la libre circulation des médicaments soit davantage réalisée que celle des marchandises et des personnes. Après tout, ce que les agriculteurs et les viticulteurs font vis-à-vis de certaines denrées en provenance de pays voisins rappelle beaucoup l'action de nos grands laboratoires par rapport à leurs concurrents de ces mêmes pays, la différence étant que les premiers opèrent au grand jour alors que les seconds procèdent avec discrétion à l'abri de textes qui les protègent.

Quoi qu'il en soit, venons-en au produit qui est à l'origine de ces remarques. Il est allemand, vendu dans plusieurs pays dont la Suisse, et, bien entendu, m'a été signalé par un ami médecin duquel on pourrait dire qu'il est dans son genre un « médecin sans frontières » puisqu'il se refuse à limiter sa palette thérapeutique au tricolore. « Certes, dit-il, il n'y a aucune raison d'aller chercher ailleurs ce qui existe chez nous, mais il n'y en a pas davantage de refuser d'avoir recours à un médicament sous prétexte qu'il est étranger ! Aussi, je ne vois pas pourquoi je priverais mes patientes des bienfaits d'un traitement à base d'hormones végétales qui permet, en douceur et sans risques d'effets secondaires toujours désagréables, de régulariser leur cycle périodique et d'agir sur les manifestations qui y sont liées. »

La folliculine des buveurs de bière

Il suffit d'ouvrir le dictionnaire le plus courant pour savoir que le cycle en question est appelé œstral, qu'il est caractérisé par des modifications périodiques des organes génitaux femelles en rapport avec la libération des ovules, qu'il dure 28 jours chez la femme et comporte deux phases dont la première, baptisée œstrus, est commandée par des hormones dites « œstrogènes » comme la folliculine sécrétée par les follicules ovariens pendant la maturation de l'ovule. Or, tandis que la médecine classique — qui s'oriente visiblement de plus en plus vers la chimie — ne voit d'autre solution thérapeutique aux troubles touchant ce cycle que la mise en jeu d'hormones de synthèse dont les effets secondaires engendrent désormais une certaine méfiance de la part des malades qui en arrivent même parfois à refuser tout net leur utilisation (nous le verrons plus loin), un laboratoire allemand propose une hormonothérapie naturelle sous forme d'une spécialité appelée « Phytœstrol », nom indiquant clairement qu'elle est tirée des plantes et a une action œstrogène.

Contrairement à ce qu'on est porté à penser, le Phytœstrol n'appartient pas à la famille nombreuse des produits qui ont vu le jour à la suite de la mode thérapeutique consécutive au renouveau de la phytothérapie. C'est en effet dès 1939, à la veille de la Seconde Guerre mondiale, que son principal composant fut isolé pour la première fois de la racine d'un végétal originaire des Balkans et d'Asie Mineure dont le nom savant est *Rheum rhaponticum* (appelé communément « fausse rhubarbe »), d'où le terme de Rhaponticine utilisé pour désigner ladite substance, laquelle retint tout particulièrement l'attention des scientifiques pour deux raisons étroitement liées, d'une part parce qu'elle a une action œstrogène, d'autre part parce qu'elle existe en quantité relativement importante dans la racine et que son extraction industrielle est rentable.

Elle a fait l'objet de nombreux travaux publiés dans des revues médicales et pharmaceutiques ; elle a été expérimentée sur les animaux, en particulier sur des rats femelles, tant pour vérifier son efficacité que pour contrôler son innocuité et ses éventuels effets secondaires, expériences qui ont été répétées de nouveau lorsqu'il fut établi que son action est considérablement renforcée si on lui adjoint l'extrait d'une autre plante — *Humulus lupulus* ou *lupuli* —, combinaison qui est précisément celle qui répond à la composition du Phytœstrol.

Pour mieux me faire comprendre le principe original de

ce produit, mon ami médecin m'a expliqué qu'il est connu depuis longtemps que certaines plantes concentrent dans leurs racines les folliculiniques du sol. C'est le cas en particulier du houblon, et c'est pourquoi les buveurs de bière sont en général des gens qui gonflent — comme gonflent les femmes à un certain moment de leur cycle — et arrivent même à avoir une peau d'apparence féminine ; et, s'ils cessent de boire de la bière, ils peuvent perdre de 4 à 5 kg en une semaine parce qu'ils ne reçoivent plus leur ration quotidienne de folliculine qui fixe l'eau.

« En somme, a-t-il ajouté, le Phytœstrol permet de donner de la folliculine non pas directement mais par l'intermédiaire de la plante. C'est une phytothérapie spécifique agissant sans brutalité et sans effets secondaires connus, avec des contre-indications très limitées : tumeurs, myome, grossesse, mastopathie, dérèglement important des fonctions hépatiques. Par contre, les résultats que j'ai pu enregistrer sur mes patientes — et dont je vais vous présenter quelques exemples — me confirment dans mon opinion qu'une telle médication modifie de façon heureuse le tableau thérapeutique de troubles en liaison avec un déficit hormonal. »

Des récepteurs en sommeil

Je vous présente à mon tour ces observations qui n'exigent, vous le verrez, aucun commentaire.

« Mme J... n'a que 31 ans ; elle travaille au rayon des produits de beauté d'un grand magasin parisien et vient me consulter car elle a cru reconnaître les premiers symptômes d'une ménopause précoce. Elle les redoute, les connaissant bien pour en avoir mesuré les conséquences néfastes chez sa propre mère. Depuis un an, le cycle est devenu plus ou moins régulier ; il s'est raccourci, le flux est beaucoup moins abondant ; elle n'a plus aucune tension mammaire prémenstruelle, elle a même noté que sa poitrine s'était affaissée ; ses jambes sont lourdes, ses nuits sont troublées par des impatiences et des bouffées de chaleur ; elle est devenue fatigable. J'ai peine à y croire et j'interroge le laboratoire d'hormonologie qui confirmera après l'avoir convoquée sur deux cycles différents. Le traitement est mis en œuvre avec le Phytœstrol que j'estime apte à compenser le déficit et j'instaure un cycle artificiel avec couverture de progestatif. Tout devait rentrer dans l'ordre au bout de 4 mois. »

« Mme M... vient d'avoir 70 ans ; elle a entendu parler par une de ses amies d'un de mes traitements pour le rhumatisme qui est le but de sa consultation de ce jour. Ce qui me frappe d'emblée, c'est la pâleur un peu cireuse de ses téguments déshydratés, presque parcheminés, alors que si les articulations ne sont absolument pas déformées et restent souples, celles des doigts, des genoux, des épaules sont ô combien douloureuses spontanément ou à la palpation. Les cheveux sont rares et secs, les ongles striés poussent lentement. Elle est ménopausée depuis 12 années ; elle a accusé à l'époque des troubles climatériques intenses (bouffées de chaleur, sueurs nocturnes, vertiges, fourmillements) mais qui n'ont persisté que 2 à 3 ans. Son mari, qui l'accompagne, me dit que depuis cette étape hormonale il ne la reconnaît plus, ce qui confirme mon impression clinique initiale. Je lui explique que ce dont elle souffre encore, c'est d'un déficit hormonal profond. Je ne la convaincs pas : elle a une petite moue dubitative qui en dit long derrière son mutisme. Mais ma décision thérapeutique centrale est prise : je prescris du Phytœstrol à doses plus élevées que la posologie habituelle. Je la revois deux mois après ; c'est une complète transformation : la peau est rose, réhydratée, souple ; elle a envie d'entreprendre à nouveau, s'active auprès de sa famille et de ses petits-enfants ; il faut que je lui parle de ses rhumatismes : elle avait oublié ses articulations ! Son mari me confie que les trois premières semaines ont été particulièrement spectaculaires dans cette réimprégnation hormonale. Heureuse patiente dont les récepteurs n'étaient qu'en sommeil ! »

« Mme D... m'amène en consultation sa fille de 14 ans et

demi pour un retard staturo-pondéral et une aménorrhée primaire pour laquelle elle a déjà consulté plusieurs fois. Les dosages hormonaux pratiqués sont dans la fourchette de normalité et les caractères sexuels secondaires (seins et pilosité pelvienne) normalement développés. Je conseille de mettre en œuvre un traitement par oligo-élément, en l'occurrence le zinc tous les jours, et deux comprimés de Phytœstrol 20 jours par mois, en même temps que je prescris de l'organothérapie classique selon un procédé original. Je revois cette jeune fille 3 mois après : elle a pris des centimètres et du poids, ses premières règles sont apparues voici une dizaine de jours. Je décide avec la famille de poursuivre le traitement avec quelques modifications mais le Phytœstrol pour base, qui devait définitivement régulariser le cycle. »

« Mme M... a 47 ans ; elle vient me consulter pour les premiers signes du climatère ménopausique (bouffées de chaleur, sueurs nocturnes qui troublent son sommeil, crampes, tendance subdépressive). Elle pose tout de suite un veto formel à la prescription d'hormones, souhaitant être traitée comme son amie qui me l'adresse. Je prescris en premier lieu le dossier biologique classique, un frottis qu'elle n'avait jamais pratiqué n'ayant jamais pris d'anticonceptionnels, aussi bien qu'une échographie pelvienne de sécurité. Elle revient fière de ses excellents résultats mais avec des troubles qui ont considérablement progressé, tableau clinique qui va m'aider dans ma démarche pour lui prescrire des hormones végétales ou plutôt « des plantes qui ont le pouvoir de les sélectionner dans le sol et de les concentrer dans leurs racines ». Je dois quand même me battre ; elle accepte et revient transformée 3 mois après, mais il aura fallu néanmoins plus de 2 mois d'imprégnation, il est vrai avec 2 dragées par jour, pour effacer le tableau clinique avec le secours des oligo-éléments classiques et l'organothérapie. »

« Mme L... a 52 ans ; elle possède encore beaucoup de charme, elle est coquette, la discrétion raffinée dans sa toilette et son parfum. Mais voilà, elle est ménopausée depuis 4 ans et sent que bien des choses sont en train de se modifier qu'elle ne pourra plus longtemps camoufler par les artifices de l'esthéticienne ou du couturier. Elle sait par une amie que je suis un gérontologue et souhaite des conseils plus qu'une lourde thérapeutique. Je lui explique que le déficit hormonal est le principal responsable des premiers signes de déchéance et je lui propose, dans un premier temps, les hormones végétales à raison de 2 comprimés 5 jours sur 7 aussi bien que l'application chaque soir sur le visage d'une crème aux hormones naturelles, et je complète par l'organothérapie selon un procédé original. Elle revient, après un trimestre, absolument transformée : elle a retrouvé sa sexualité et je la soupçonne d'avoir eu le concours généreux d'un jeune partenaire ; c'est également vrai que sa carnation s'est transformée et que son derme s'est réhydraté ; les articulations ne sont plus douloureuses ; elle n'est plus fatigable. Ce succès m'ouvre la voie pour de nouveaux projets thérapeutiques... »

III

LES « EXERCICES QUI RAJEUNISSENT »

vieillissement
varices
artériosclérose
tension artérielle
troubles circulatoires
fatigue

Madame Sébastien est la démonstration vivante — ô combien ! — de l'efficacité de ses « exercices qui rajeunissent ». Nous étions restés plus de dix ans sans nous rencontrer et quand je l'ai revue — précisément au moment où je travaillais au livre que vous avez entre les mains —, je l'ai retrouvée aussi dynamique, aussi souple, rapide dans sa démarche et ses mouvements, en un mot aussi jeune qu'en 1970, à l'époque où je me disposais à signaler une nouvelle fois les bienfaits de la gymnastique oculaire Bates-Sébastien [1].

Je m'empresse d'ajouter que je n'ai pas été surpris de la voir dans une telle forme

1. Voir le chapitre XII du tome I de *Tous les espoirs de guérir.*

intellectuelle et physique. Elle m'avait alors confié qu'elle avait mis au point et pratiquait elle-même des exercices — fondés, comme la gymnastique oculaire, sur l'utilisation des réflexes — ayant pour but d'aider notre organisme à se défendre contre la sénilité et les troubles qu'elle entraîne, exercices qu'elle comptait présenter sous forme d'un cours spécial. J'avais été, bien entendu, un des premiers à recevoir ce cours dès qu'elle l'eut réuni en un ouvrage remarquable de clarté et de précision, tant par son texte accessible à tous que par ses croquis explicatifs qui témoignent que l'auteur n'a rien perdu des dons qui furent à l'origine de son premier métier d'artiste peintre — je rappelle qu'elle l'avait abandonné pour le dessin animé, plus lucratif, mais dont les conditions de travail sur des plaques violemment éclairées du matin au soir devaient provoquer ses ennuis de vision et la conduire à s'intéresser à la méthode du Dr Bates au développement de laquelle elle allait se consacrer totalement.

Une vieille dame heureuse

Je savais donc quels sont ces « exercices qui rajeunissent » — c'est le titre du cours — et quels effets on est en droit d'en attendre puisque son sous-titre encadré indique : « Méthode révolutionnaire pour assainir le système cardio-vasculaire ; rajeunir le cœur, les vaisseaux, les reins, le cerveau ; prévenir les infirmités dues à l'insuffisance circulatoire ». Mais surtout j'avais reçu le témoignage spontané et objectif d'un lecteur de la région parisienne qui, ayant voulu « recycler » sa vue alors qu'il était en chômage économique, avait découvert à la fois — avec un égal étonnement ! — Mme Sébastien et son cours. De celui-ci, il notait avec humour qu' « il ressemble plus à un club du 3ᵉ âge qu'à une réunion scolaire » ; cependant il était clair que c'était « la charmante octogénaire sous la haute direction de qui il fonctionne » qui l'avait plus ou moins fasciné par son allure et ses propos. Voici quelques-uns de ses commentaires : « Il serait passionnant d'écrire un livre sur sa vie, ses idées, ses études, ses recherches, ses concepts originaux (...) Je dois dire que, grâce à vous, j'ai découvert quelqu'un qui a une prodigieuse personnalité et dont on peut tirer beaucoup d'enseignements par une pratique assidue de sa méthode. »

Dans une de ses lettres, elle m'avait déclaré un jour « je suis une vieille dame heureuse » et c'est effectivement l'image qu'elle m'a donnée lors de nos retrouvailles et qu'elle laisse à tous ceux qui l'approchent — heureuse d'apprendre sans cesse, d'enrichir ses connaissances en dévorant des ouvrages scientifiques comme certains se plongent dans des romans policiers ; heureuse de rendre service, de se dépenser pour aider ses semblables à mieux voir, mieux se sentir dans leur peau ; bref, heureuse d'avoir trouvé la joie de vivre et d'essayer de la faire connaître aux autres...

La démarche qui l'a conduite à édifier ce qu'elle appelle à juste titre une « méthode révolutionnaire » est identique à celle qui l'a poussée à se pencher sur la méthode Bates : c'est parce que, préoccupée comme tant d'entre nous par la grande question du vieillissement et de la mort, elle a voulu savoir les raisons précises et scientifiques pour lesquelles notre organisme se détériore plus ou moins vite selon les individus, qu'elle a eu ensuite l'idée d'utiliser la technique de la première méthode dont elle avait déterminé le fonctionnement exact pour tenter d'empêcher ou tout au moins de ralentir cette inexorable dégradation qui nous menace tous.

« Pour comprendre, dit-elle, comment on peut s'opposer à la dégénérescence — sénilité qui peut aussi se produire très tôt —, il faut comprendre comment elle se produit. Commençons en citant le très classique manuel écrit par A. Policard *Précis d'histologie physiologique :* « La réalité de la sénescence tissulaire est indiscutable. On a pu, par contre, se demander si les cellules pouvaient réellement vieillir. Les cultures des tissus, poursuivies sans interruption depuis 1912, ont montré que *les cellules ne cessaient pas d'avoir la même activité à condition que le milieu soit purifié et débarrassé des substances de déchets. C'est le milieu liquide intérieur qui semble vieillir, non les cellules. Les cellules isolées d'organismes vieux, placées dans des milieux de culture convenables, se comportent comme des cellules d'organisme jeune.* » Pourquoi les expériences faites datent-elles de 1912 ? Parce que c'est la date de publication de la célèbre expérience du professeur Alexis Carrel.

« Rappelons cette expérience fondamentale. Le professeur Carrel a prélevé une couche de cellules de cœur de poulet et l'a plongée dans un liquide nutritif. Chaque jour, il fallait renouveler le liquide. Souvent il fallait aussi éloigner les couches de cellules nouvellement formées, qui pouvaient isoler les couches des cellules primitives du liquide purifiant et nourricier. Dans ces conditions, les cellules ne mouraient pas. Or, pour l'organisme humain, le liquide purifiant et nourricier des cellules est le milieu liquide et le sang, qui contiennent aussi les enzymes nécessaires à la dissolution des cellules inutiles. C'est pourquoi, tant que nos organes possèdent une irrigation sanguine suffisante, la continuation et la santé de la vie sont assurées. »

Le « pigment de vieillesse »

Cependant, des nombreux ouvrages qu'elle a lus, tant en français qu'en anglais, allemand et russe — elle est née en Russie et, comme la plupart des Slaves, maîtrise parfaitement un nombre impressionnant de langues ! — celui qui, de son propre aveu, l'a aidée le plus à comprendre comment on vieillit est *L'histoire de la lutte contre le vieillissement* du professeur Grmeck, traduit du croate en russe et édité par l'Académie des sciences de Leningrad. Ce professeur déclare en effet que la plupart des savants sont d'accord aujourd'hui pour reconnaître que « la sénilité se produit dans l'organe dont les nerfs sont entourés de déchets et qu'ainsi les nerfs faiblissent et meurent lentement en entraînant l'atrophie de l'organe », opinion fondée sur le fait qu'à l'autopsie on trouve toujours des déchets pigmentés entourant les nerfs des organes devenus séniles, ceux qui par leur dégénérescence ont entraîné la maladie et la mort.

Immédiatement, une image s'imposa à l'esprit de Mme Sébastien : celle des rétinographies en couleur qui figurent dans son ouvrage *Sauvez vos yeux* — et dont elle redonne, naturellement, de superbes agrandissements dans son cours. Les premiers clichés, pris avant la mise en œuvre de la gymnastique oculaire, montrent des rétines violacées, marquées de lésions et zébrées de dépôts brunâtres qui entourent le disque du nerf optique et couvrent l'artère ; sur les seconds clichés, effectués après trois ou quatre mois d'exercices, les rétines ont retrouvé leur couleur normale orangée, les lésions ont diminué de moitié, le disque du nerf optique et les vaisseaux sont débarrassés des déchets qui les avaient envahis.

« J'ai réalisé, déclare Mme Sébastien, que le nettoyage des rétines se produit sous l'influence de deux facteurs : l'amélioration de la circulation et l'exercice des nerfs. *Le « pigment de vieillesse » dont parlent divers savants qui en ont constaté la présence ne s'accumule pas parce que la cellule vieillit mais parce que la circulation se ralentit et n'arrive plus à emporter les déchets produits par la vie des cellules.* Carrel a dit et prouvé que la cellule nettoyée et nourrie ne vieillit pas. Notre système veineux est notre « éboueur » ; c'est le sang veineux qui doit laver et débarrasser nos cellules des déchets et permettre ainsi au sang artériel de leur fournir l'oxygène et tous les éléments qui leur sont nécessaires.

« Nous avons obtenu le nettoyage du fond de l'œil en accélérant la circulation locale. En même temps qu'on voit objectivement l'amélioration de l'état du fond de l'œil, on constate toujours l'amélioration de la vue. On peut en conclure que *l'amélioration de la santé des tissus et des vaisseaux améliore le rendement de l'organe.* Notre but était donc de trouver les exercices adéquats, cette fois non pour les yeux mais pour les organes vitaux et surtout pour l'ensemble du système circulatoire puisqu'il est clair que si un vaisseau de la rétine peut redevenir propre et sain, tous les vaisseaux du corps peuvent aussi le devenir. »

« *Manivelles* » *et* « *pompes périphériques* »

C'est ici qu'intervient une sorte de pari entre notre « vieille dame heureuse » et les auteurs scientifiques qu'elle a fréquentés. Quand ils disent qu'« il est universellement admis que le déclin de nos fonctions commence par la déficience du système circulatoire » et s'interrogent, comme le Dr N. Taptas [1], sur les moyens dont nous disposons pour le maintenir en bon état, avec cette conclusion pessimiste : « Le système circulatoire est entièrement autonome et indépendant de notre volonté », Mme Sébastien répond que le but de ses exercices est précisément « *de maîtriser ce système autonome et de le commander indirectement mais d'une façon naturelle* puisqu'il est en notre pouvoir d'accélérer la circulation de retour (veineuse) et aussi de fortifier les artérioles et le cœur. »

Elle rappelle que Pavlov, le célèbre physiologiste russe, prix Nobel pour ses travaux sur les glandes digestives, connu surtout pour ses études sur les réflexes conditionnés, dans son premier discours aux étudiants, en 1912, leur disait : « Vous devez considérer l'organisme humain comme un mécanicien regarde la machine qu'il doit connaître et diriger » et elle reprend cette image pour mieux éclairer le principe de sa méthode :

« Dans sa jeunesse, commente-t-elle, la « machine » est neuve, mais, pour la garder toujours en bon état, il faut savoir la nettoyer, l'entretenir et surtout préserver ses organes vitaux. Comme une machine moderne, notre corps possède certaines « manivelles » qu'il suffit de stimuler pour agir sur les activités involontaires les plus compliquées. Or, l'emploi de ces « manivelles », qui provoquent

1. *La respiration et la machine humaine,* éditions Le François, Paris.

les réflexes et nous défendent contre la sénilité, est encore négligé. Savoir employer ces « manivelles » nous permet d'agir sur les mécanismes de la machine humaine d'une façon infiniment supérieure que ne le font les drogues. Les vaisseaux coronaires, les vaisseaux des reins ou du cerveau obéissent aux « manivelles » aussi bien que les minuscules vaisseaux de la rétine (...) *Notre méthode permet de découvrir l'emploi conscient des réflexes afin de les mettre au service de notre défense contre la dégénérescence de notre système d'irrigation, c'est-à-dire de notre système cardio-vasculaire.* »

Elle décrit donc ce dernier et la façon dont il fonctionne, en insistant sur différents points auxquels on ne prête pas toujours suffisamment attention. Certes, tout le monde sait que le cœur envoie le sang dans les artères, mais on est beaucoup moins conscient du fait qu'au fur et à mesure que les artères se ramifient en s'éloignant du cœur, leur calibre diminue — telles les branches d'un arbre — et leurs parois se dotent de plus en plus de muscles qui contractent et relâchent leurs parois, assurant ainsi la propulsion du sang ; moins conscient également de ce que sont les artérioles, et surtout les microscopiques artérioles précapillaires, qui envoient le sang avec plus ou moins d'énergie vers les vaisseaux capillaires.

« Si le cœur, dit Mme Sébastien, peut être comparé à la pompe centrale de notre système d'irrigation, les artérioles précapillaires en sont les pompes périphériques. La petitesse de ces « pompes », comparée à la taille du cœur, est largement compensée par leur très grand nombre. En effet, elles sont présentes partout. La ressemblance avec le cœur est d'autant plus grande que les muscles de ces artérioles se contractent et se relâchent automatiquement comme le cœur, mais à un rythme plus lent : le cœur se contracte environ soixante fois par minute, le muscle de l'artériole précapillaire seulement six fois. »

Fortifier les « robinets »

Elle nous apprend au passage que ces muscles circulatoires des artérioles précapillaires ont été baptisés « robinets » par le père de la physiologie russe Stchenoff qui fut le professeur de Pavlov. Lorsqu'on sait que le sang ne peut être mis à la disposition des cellules qu'en sortant à travers les parois des capillaires et qu'il doit y être poussé par les « robinets » des artérioles, on reconnaît que Pavlov avait raison de dire que « l'étude des robinets vasculaires est extrêmement importante puisque la circulation de chaque organe dépend de ces robinets ». « En effet, ajoute Mme Sébastien, il suffit d'imaginer que ce facteur principal de refoulement du sang artériel vers les capillaires faiblisse, pour comprendre que l'irrigation devient insuffisante (...) *La circulation est la fonction la plus nécessaire à la vie. Constater qu'un organe est mal irrigué, c'est comprendre qu'il est condamné à la maladie et à la mort prématurée ; par contre, empêcher l'irrigation de faiblir, c'est empêcher l'organisme de devenir malade, de dégénérer.* »

La question que s'est donc posée Mme Sébastien est de savoir comment éviter l'affaiblissement des « robinets ». La gymnastique des yeux qu'elle pratique depuis un bon quart de siècle lui ayant fait prendre, selon sa formule, « l'habitude de recourir aux mouvements pour provoquer les réponses vasculaires et autres par réflexes », c'est tout naturellement vers cette voie qui lui est familière qu'elle s'est tournée.

« Il nous a été très facile, dit-elle, de trouver les réflexes obligeant les artérioles (les robinets) à se contracter ou, au contraire, à se relâcher. Tous les manuels parlent de ces réflexes sans toutefois envisager d'en tirer profit. Citons de nouveau le classique manuel d'A. Policard : « La structure de la paroi vasculaire est exactement ajustée aux conditions mécaniques et hydrodynamiques ambiantes, spécialement à l' « état de remplissage ». » Or, si les parois vasculaires répondent à l' « état de remplissage », il devient facile d'agir sur elles à volonté...

« Il faut avoir présent à l'esprit que les parois de nos vaisseaux contrôlent la direction de l'écoulement du sang et ceci par la contraction et le relâchement des parois. Vous pouvez être debout, couché ou même la tête en bas et les jambes en haut, et malgré cela vos artérioles vont propulser le sang vers les cellules et l'empêcher de retourner vers le cœur tandis que les veines assurent, quelle que soit votre position, le retour du sang vers le cœur. Ces réponses mécaniques des muscles des parois ont été formées par les conditions ambiantes de la vie sur terre, une vie qui comporte l'*état de pesanteur.* C'est très naturel et logique, puisque nous sommes des terrestres, que notre circulation réponde à l'action de la pesanteur comme nos yeux à celle de la lumière. La fonction d'irrigation est fondamentale et dépend de la terre.

« C'est pourquoi le recours aux réflexes des vaisseaux par rapport à l'attraction terrestre nous permet de varier les « conditions ambiantes » pour fortifier la fonction fondamentale des parois de tous les vaisseaux. Il suffit d'incliner l'axe du corps ou d'un membre, de façon que le sang coule plus facilement vers le cœur, pour obliger le sang dans les veines à circuler plus rapidement et pour obliger en même temps les parois des artérioles à se contracter. De même, en changeant l'inclinaison du corps, nous pouvons ralentir la circulation veineuse et faire se relâcher les parois artérielles. Il s'ensuit que nous pouvons accélérer la circulation veineuse, de sorte qu'elle devienne aussi rapide que dans la jeunesse et capable d'emporter les déchets, de laver nos cellules rapidement. De même, nous pouvons faire se contracter et se relâcher les muscles des artérioles. Or, *il est bien connu que la contraction et le relâchement d'un muscle le fortifient ; ainsi en fortifiant les « robinets » précapillaires, nous fortifions tous les organes qui en sont tributaires.*

« On me dit que les médicaments améliorent aussi la circulation. C'est possible, mais ce n'est pas logique, ni naturel. On n'apprend pas à jouer au tennis ou à parler une langue étrangère en prenant un médicament : *il faut la pratique répétée, l'éducation des réflexes*[1]. Pour la circulation, il s'agit des muscles qu'il faut empêcher de faiblir et de s'atrophier et pas du tout d'élargir les vaisseaux passivement pour laisser passer plus facilement le sang. Or, *les muscles ne peuvent être fortifiés que par une activité qui leur est propre.* »

La gymnastique des mandarins

C'est précisément ce à quoi visent les exercices qu'elle propose et qui constituent en somme « un choix de réflexes pour combattre l'affaiblissement de l'irrigation des organes essentiels ». On ne peut en quelques feuillets résumer un cours de près de deux cents pages grand format et dépeindre des mouvements ou des positions qui s'appuient sur des croquis plus explicites que de longues descriptions. Je me bornerai donc à signaler que si lesdits exercices tendent principalement au maintien en bon état de l'ensemble du système circulatoire, nombre d'entre eux sont conçus en vue d'actions plus précises, par exemple conserver ou rétablir la souplesse des articulations, celle de la cage thoracique (« respirer de nouveau bien, c'est rajeunir »), lutter contre les varices et l'artériosclérose, régulariser la tension artérielle, empêcher les glandes (thyroïde, parathyroïdes, hypophyse, surrénales, génitales) de devenir déficientes, éviter « cette calamité qu'est la sénilité du cerveau », etc. J'ajouterai que ce qu'en dit Mme Sébastien est exact :

« Nos exercices, écrit-elle, sont très faciles ; on peut les doser et varier suivant les besoins. On constate toujours une amélioration très nette et rapide de l'ensemble du système cardio-vasculaire (...) Nos exercices ne s'adressent que sélectivement aux muscles des artérioles et au grand muscle

1. Ce qui rejoint exactement les principes de base de la « Culture Psycho-Sensorielle » (chapitre XI du présent tome) et les propos de Mlle Marguerite Quertant, pages 227 et 228.

qu'est le cœur ; ils ne sont pas fatigants (...) Ils sont possibles à tout âge ; leur durée augmentera, pour certains, avec les années, mais ce « temps perdu », comme tel d'entre vous peut le penser, vous en fait, en réalité, gagner sur la durée de la vie. Il vous vaudra en outre une bonne santé. »

Elle rappelle à ce propos que, dès le XVIIIe siècle, un médecin français, le Dr Tissot, disait déjà : « Le mouvement comme tel peut remplacer n'importe quel autre moyen, mais tous les moyens médicaux du monde ne peuvent remplacer l'action des mouvements », alors qu'en Chine, à partir du IIe siècle, une gymnastique spéciale était créée par un médecin nommé Houa-To qui affirmait : « Le mouvement aide la digestion, la circulation sanguine et prévient les maladies », un de ses confrères, le Dr Chen, déclarant plus tard : « Si le bouton de la porte est tourné souvent, il ne rouille pas ; ainsi l'homme, s'il fait beaucoup de mouvements, ne risque pas la dégénérescence. » C'est cette gymnastique, réservée pendant des siècles aux mandarins, que des moniteurs apprennent aujourd'hui à des millions de Chinois « pour mieux former le corps des jeunes, maintenir la santé des adultes et éviter aux vieux les maladies dites de vieillesse ».

« L'étude des exercices chinois, souligne Mme Sébastien, montre qu'il s'agit surtout d'améliorer la circulation, d'éviter la stagnation, sans créer en même temps les déchets qui accompagnent toujours l'activité violente des muscles volontaires. En ce qui concerne nos exercices, il est bon de les commencer très jeune ou quand on n'en a pas encore un besoin urgent. Les jeunes pourraient développer une très bonne circulation, un cœur puissant, bien réglé, si on leur enseignait nos exercices à l'école. Les muscles des êtres jeunes se développent rapidement ; c'est pourquoi un adolescent faisant nos exercices aura toute sa vie un système cardio-vasculaire plus fort que celui qui ne fait que la gymnastique courante. Pour les plus âgés, ou déjà malades, il vaut mieux apprendre les exercices même un peu plus tard plutôt que pas du tout... »

Elle ne se fait cependant guère d'illusions quant à l'éventualité de voir ses exercices intégrés dans l'enseignement, pas plus que ne l'ont été les conseils qu'elle a prodigués pour éviter et arrêter la myopie scolaire [1]. Elle sait aussi qu'il a fallu du temps pour que les médecins s'intéressent à la gymnastique oculaire et qu'il en sera de même pour ses « exercices qui rajeunissent » ainsi que le laisse prévoir l'anecdote suivante qu'elle m'a racontée en la concluant d'un grand éclat de rire : « Ma mère souffrait depuis longtemps de troubles circulatoires des membres inférieurs, une jambe étant, comme cela arrive souvent, beaucoup plus gravement atteinte que l'autre. Les résultats des divers traitements essayés étaient tels qu'un jour le médecin m'avertit qu'il faudrait, dans un avenir assez rapproché, lui couper la jambe ! J'étais déjà plongée jusqu'au cou dans la mise au point de mes exercices ; je pensai donc immédiatement à voir s'ils ne seraient pas bénéfiques à ma mère — de toute façon, au point où elle en était, ils ne pouvaient guère aggraver son cas... A plusieurs reprises, matin et soir, je lui fis lever une jambe, puis l'autre, et, au fil des jours, on vit la jambe vouée à la scie du chirurgien passer du rouge foncé au rose puis à la couleur normale de l'autre. Quelque temps plus tard, ma mère se plaignant de douleurs dans l'abdomen, j'appelai de nouveau le médecin ; il me rassura tout de suite au sujet du ventre et souleva le drap pour regarder les jambes. Stupéfait par le changement d'aspect, il me demanda ce que nous avions fait ; je le lui expliquai et m'attendais à ce qu'il me questionne pour chercher à comprendre le pourquoi du résultat qu'il avait sous les yeux. Savez-vous tout ce qu'il trouva à dire ? « C'est drôle ! » et vous avouerez que ça l'est, du moins en ce qui concerne son attitude... »

1. Voir le chapitre XII du tome I de *Tous les espoirs de guérir* et son ouvrage intitulé *Myopie scolaire.*

Il faut bercer les bébés

Je voudrais, pour terminer, vous citer quelques exemples de ce que mon correspondant appelle des « concepts originaux » dont le cours de Mme Sébastien est semé. Comme vous le constaterez, ils donnent matière à réflexion :

« Il est très malsain de ne pas se tenir droit. Seule la position droite met tous les organes à l'aise dans la cage thoracique, y compris le cœur. En effet, les mauvaises attitudes font du cœur un « mal logé » (...) Les poumons entourent le cœur comme des murs ; le diaphragme, auquel le péricarde est soudé, joue le rôle du plancher et les gros vaisseaux (aorte et veine cave) sont les portes et les fenêtres. Se tenir courbé, c'est déplacer les murs, le plancher et les portes de façon malsaine. »

« Il faut se dire qu'aucun médicament, aucun sport, aucun régime, ne peuvent aussi bien aider la circulation de retour (le sang progressant trop lentement vers le cœur) que le recours si simple au réflexe de la pesanteur qui reste toujours actif, toujours accessible, malgré l'âge, la maladie. »

« Les petites artérioles, les « robinets », réagissent aux changements de la position aussi facilement que les robinets qui ferment et ouvrent le passage de l'eau suivant que vous tournez à gauche ou à droite. Changer souvent la position des artérioles par rapport à la terre, c'est les fortifier, c'est améliorer l'arrivée du sang nourricier et oxygénateur. »

« Plus la circulation se ralentit, plus on éprouve des effets ressemblant à ceux de l'anémie. C'est la cause réelle des sensations de fatigue maladive, la fatigue des personnes âgées. L'oxygène ne peut être donné à l'organisme que par l'hémoglobine. C'est pourquoi fournir au cœur plus de sang, c'est-à-dire plus d'hémoglobine, permet une meilleure oxygénation. »

« Toutes nos activités — la respiration, la digestion, les battements cardiaques — envoient leur courant d'action dans le cerveau (...) Il a été démontré que le changement produit par la fermeture-ouverture des yeux en présence de la lumière intensifie ces courants plus qu'aucune autre activité : en fermant et en ouvrant les yeux, nous faisons le véritable automassage du cerveau par les courants d'action. »

« La fonction primordiale du cervelet est de permettre le rétablissement constant de l'équilibre. En faisant un mouvement qui déséquilibre un peu le corps, nous obligeons le cervelet à travailler un peu plus énergiquement (...) Il est utile de rappeler que ce serait une erreur de ne plus bercer les bébés. Le bercement fortifie le cervelet et les dote d'un meilleur sens de l'équilibre pour l'avenir. Comme le cervelet est en contact avec le bulbe et l'encéphale, son activité doit être bénéfique à tout le cerveau du bébé. »

Un dernier point encore : Mme Sébastien souhaiterait que l'efficacité de sa méthode soit reconnue de façon indiscutable. Certes, elle l'est par tous ceux qui la pratiquent et en deviennent les propagandistes aussi bénévoles que zélés, mais ce qu'elle voudrait c'est l'équivalent des rétinographies, c'est-à-dire des preuves photographiques du nettoyage et de la décongestion des vaisseaux et des tissus. « Pour le faire, dit-elle, il faut recourir aux expériences sur des animaux. A mon grand regret, c'est hors de mon savoir-faire. Il faudrait prendre plusieurs très vieux rats. Certains seront soumis aux changements de la posture du corps par rapport à la terre, de façon que la circulation veineuse soit plus rapide et que les artérioles soient obligées de travailler, de se fortifier[1]. Quelques rats serviront de témoins : on les laissera vivre sans exercices. Deux mois après, il faut « sacrifier » tous les rats et faire des

1. Il suffit pour cela d'adapter pour les animaux la formule de la « Balancelle » dont Mme Sébastien possède plusieurs exemplaires dans sa salle de cours : il s'agit d'une sorte de fauteuil-lit basculant, commandé électriquement, qui permet de rester dix secondes renversé, puis de revenir à la position assise pendant dix secondes, sans aucun effort — ce qui, en fait, rend sa méthode accessible aux personnes très fatiguées, diminuées ou impotentes.

photographies en couleur du cerveau, du cœur, des grands vaisseaux, des reins et surtout des nœuds lymphatiques dans les différentes régions du corps. Puis on comparera les photographies des organes des animaux soumis aux exercices et ceux qui vivaient sans ces exercices. Il est très, très probable que la différence sera spectaculaire. »

S'il se trouve un homme de laboratoire — chercheur, scientifique — pour mener à bien cette expérience qui n'exige que peu de temps, peu de matériel et peu d'argent, je peux affirmer sans risquer de me tromper que Mme Sébastien sera alors de façon absolue une « vieille dame heureuse »...

IV

LA SYNDROLYSINE

tumeurs inopérables
leucémie
cancer
prévention des métastases et récidives
syndromes kystiques
ulcus
verrues

pommade -

A ceux qui se demanderaient pourquoi j'ai attendu jusqu'à maintenant pour consacrer de nouveau un chapitre à un traitement anticancéreux né des travaux d'un chercheur dont j'ai parlé il y a une trentaine d'années, au tout début de ma première enquête sur les thérapeutiques non officielles, je dirai que c'est tout simplement parce que j'étais persuadé que ce remède n'existait plus, à l'instar de tant d'autres qui ont disparu en même temps que leur inventeur, sans quoi il est évident qu'il aurait figuré en bonne place, dès 1970, dans l'un des deux tomes de *Tous les espoirs de guérir...*

Or, quelque temps après la sortie en librairie de cet

ouvrage, j'apprenais qu'il était toujours préparé et vendu en Suisse sous le nom de Syndrolysine, ce que me signalaient plusieurs correspondants, médecins ou patients guéris, qui m'en vantaient les vertus en manifestant leur étonnement — et parfois même leur indignation ! — devant le fait que j'aie pu passer sous silence un médicament de cette valeur.

Avant d'aller plus loin, je crois qu'il est nécessaire de préciser justement cette valeur, c'est-à-dire d'expliquer en quoi ce produit se différencie des autres qui, comme lui, sont destinés à lutter contre le cancer, parallèlement aux voies officielles reconnues — et, le plus souvent, lorsque celles-ci sont restées impuissantes et que les proches du malade entendent la terrible formule habituelle, qui équivaut à une véritable sentence de mort : « Nous avons tout essayé et nous ne pouvons plus rien... »

Un « atout irremplaçable »

Voici donc les deux points principaux qu'il faut retenir du petit sondage auquel je me suis livré auprès des médecins qui utilisent la Syndrolysine ainsi, bien entendu, que les autres grands produits anticancéreux comme le Carzodelan, les peroxydases de Solomidès, l'Iscador ou le H 11[1] :

1) A la quasi-unanimité, ils considèrent que le Carzodelan — qui est le plus couramment employé — est indiqué pour tous les cas alors que la Syndrolysine ne peut s'appliquer qu'à ceux chez qui il reste suffisamment de défenses naturelles et d'énergie. « Il faut savoir, m'a-t-on dit, qu'elle peut entraîner des réactions parfois très importantes chez le sujet et il est donc prudent de bien tâter la susceptibilité du malade en commençant les injections à des doses réduites par rapport à la posologie préconisée. Son objectif est de solliciter les défenses de l'organisme mais, pour cela, il faut qu'il en possède encore une certaine réserve. D'où la nécessité, dans un premier stade, de

1. Voir *Tous les espoirs de guérir.*

« redresser » déjà le terrain du malade pendant trois ou quatre mois et de ne mettre en œuvre la Syndrolysine que lorsqu'on a enregistré une nette amélioration. En somme, la Syndrolysine est un remède qui améliore un terrain déjà amélioré... »

2) Toujours à la quasi-unanimité, les médecins utilisateurs s'accordent pour affirmer que Carzodelan et Syndrolysine sont « deux grandes armes » curatives, à condition que la seconde soit maniée correctement ; par contre, cette dernière possède un précieux avantage sur la première en exerçant une action préventive indéniable. « Vous ne guérissez jamais d'un cancer, m'a déclaré un des praticiens que j'ai interrogés ; vous êtes menacé à tout moment de replonger dans la maladie, de refaire des métastases, si vous ne prenez pas des catalyseurs d'oxygénation et si vous ne respectez pas une certaine ligne alimentaire. Mais je peux vous citer plusieurs personnes que j'ai soignées qui sont en bonne santé depuis dix ou quinze ans, sans récidive et sans métastases, uniquement par la Syndrolysine et parce qu'elles se nourrissent convenablement. Autre indication excellente de ce produit : à quelqu'un qui a été opéré d'un cancer, on fait faire, dans l'année qui suit l'intervention, deux cures de 6 ampoules de Syndrolysine pour consolider l'amélioration. En résumé, on peut dire que c'est une arme fantastique — elle a fait de véritables miracles — et un atout irremplaçable en raison de l'effet de protection certain qu'elle assure. »

Les deux rôles — curatif et surtout préventif — de la Syndrolysine étant précisés, voyons l'origine de ce produit et son principe de base.

Des spores aux bâtonnets

C'est dans les années qui suivent la Libération que les journaux commencent à parler d'un remède anticancéreux venu d'Allemagne et que se développent deux controverses à son sujet, l'une portant, comme il se doit, sur son efficacité, proclamée par les malades mais mise en doute par les « officiels », l'autre sur la paternité de sa découverte que revendiquent deux chercheurs : le savant von Brehmer, qui vit en Allemagne, et le biologiste, diplômé de chimie organique, Friedrich Wilhelm Lorenz, qui, après avoir travaillé avec lui, s'est installé en France où il a introduit le produit, le premier accusant le second de lui avoir volé ses travaux ce dont celui-ci se défend farouchement.

Le débat, qui n'a jamais présenté grand intérêt pour les malades, n'en a plus aucun aujourd'hui que les deux antagonistes sont morts, l'important étant que le produit leur survit sans avoir eu trop à pâtir de leur querelle. Je rappellerai donc seulement qu'il s'agit d'une anatoxine et, pour simplifier au maximum, je m'en tiendrai aux explications données par la notice du laboratoire, lesquelles résument et complètent ce que F. W. Lornez m'avait déclaré autrefois.

Qui dit anatoxine, dit microbes puisque c'est la toxine de ceux-ci, transformée afin de lui faire perdre son pouvoir pathogène, que l'on utilise pour créer l'immunité grâce à sa qualité d'antigène qu'elle conserve. Ce qui implique que la théorie sur le cancer ayant guidé depuis 1946 les travaux de Lorenz évoquait déjà la présence d'un « microbe du cancer », bien avant que la recherche classique officielle ne s'engage à son tour sur cette voie. Selon le chercheur allemand, le coupable est un parasite du sang qui se développe d'abord à l'intérieur des globules rouges et qui devient virulent lorsque, pour une raison quelconque, le sang porteur du germe est trop alcalin. La forme originale étant la spore, on constate alors que bientôt naissent des noyaux, dix fois plus grands mais toujours de forme sphérique, et finalement des bâtonnets, signe de malignité.

« Le caractère microbien ou viral de la tumorgenèse, dit la notice, s'est affirmé de plus en plus, notamment depuis le Congrès mondial de cancérologie, à Paris, en juillet 1950, le Congrès de Rome, en septembre 1953, et les Journées médicales de Nice en octobre 1953 où le professeur Sir

Alexander Fleming a émis l'opinion de voir un jour des antibiotiques combattre le cancer (...) Le professeur Waksman, dans sa communication de Rome, en 1953, a pensé à l'*Actinomyces bovi*, micro-champignon de la famille des algues, très toxique. Simultanément des recherches étaient poursuivies dans le même sens afin de choisir un germe susceptible des mêmes réactions, tout en étant inoffensif. »

Ces recherches étaient celles de Lorenz qui, lors de notre rencontre, m'avait mis sous les yeux le mémoire qu'il avait adressé en mars 1950 à l'Académie de médecine et à celles des Sciences — lesquelles ne lui en avaient même pas accusé réception ! — et des coupures de presse qui rendaient compte du congrès international de microbiologie tenu à Rome le mois précédent, pour me prouver que le chercheur américain Waksman était arrivé à une conclusion identique à la sienne, à savoir, selon les termes des journaux, que « le cancer humain et animal est provoqué par un type observé jusqu'ici de micro-organismes de tailles et de formes multiples, depuis les virus visibles seulement au microscope électronique jusqu'à un bacille plus grand ressemblant à celui de la tuberculose », ce qui effectivement rejoignait sa propre conception.

Du cancer des plantes à celui de l'homme

La notice poursuit son historique en indiquant que le germe retenu fut le *Phytomonas tumefaciens*, agent pathogène du « crowngall » ou cancer des plantes, isolé en 1923 par Smith et Townsend. « Ce micro-organisme, souligne-t-elle, longtemps méconnu à cause du manque de possibilités d'investigations de l'époque, se révèle aujourd'hui un moyen de lutte contre plusieurs maladies dites à ultra-virus. » Elle précise encore que la Syndrolysine — « extractum de *Phytomonas tumefaciens* » — est « une substance à caractère antibiotique présentant une activité thérapeutique sur les états cancéreux » et conclut ainsi :

« Les résultats obtenus à partir des dérivés du *Phytomonas tumefaciens* sont apparus supérieurs à ceux obtenus par les produits de base biologique ou chimique, ce qui confirme la théorie de l'identité des cancers végétaux, animaux, humains. Le souci majeur qui a présidé aux recherches a été, outre l'activité thérapeutique, une grande marge de sécurité vis-à-vis de la toxicité. »

Il est rappelé à ce sujet qu'avant de devenir une arme de la médecine humaine, la Syndrolysine a été pendant de nombreuses années — sous le nom de Vibrolysine — un remède vétérinaire, ce qui a permis, d'une part, de confirmer sa parfaite innocuité établie par des essais sur divers animaux de laboratoire et a présenté, d'autre part, l'avantage de multiplier des observations concluantes pour lesquelles le facteur psychologique — le fameux « effet placebo » — ne pouvait être invoqué. La notice ajoute : « Le test suivant peut être effectué : une souris pesant 15 g environ supporte sans aucun inconvénient une injection sous-cutanée d'un centimètre cube de produit, ce qui représente la quantité théorique mais considérable de 4 litres pour une personne pesant 60 kilos. »

La rubrique « indications » prend en compte à la fois le rapport d'expertise de l'O.I.C.M. qui retient les « tumeurs cancéreuses inopérables » et les enseignements tirés d'une longue expérience : emploi préopératoire, afin que l'intervention se fasse sous les meilleures conditions, et post-opératoire, pour éviter les récidives ; syndromes kystiques, fibro-myomes, papillomes, ulcus, cancers des voies digestives ; cancers des organes génitaux (utérus, prostate) ; leucémie, etc., les contre-indications étant « l'emploi simultané d'hormones femelles naturelles ou de synthèse (œstrogènes)[1] et un taux d'urée dépassant 0,80 g ».

1. Voir le chapitre II du présent tome.

L'aveu fatal

Quant à la rubrique « effets hématologiques », elle nous livre la clé de l'énigme posée par l'attitude officielle face à ce traitement dont on sait qu'il avait déjà donné de nombreuses preuves de son efficacité il y a plus de trente ans, à l'époque où j'ai essayé d'aider Lorenz dans son combat pour le faire reconnaître, preuves qui n'ont jamais cessé depuis de se manifester comme en témoignent les usagers.

Voici en effet ce qu'on peut lire : « Le mécanisme de l'effet thérapeutique de la Syndrolysine *n'est pas connu.* » C'est là l'aveu fatal, le péché qui, sans appel possible, exclut du paradis thérapeutique tout médicament, aussi efficace soit-il, avec une rigueur identique à celle qui a jeté nos premiers ancêtres hors du paradis terrestre ! Je l'ai souligné à maintes reprises [1] : le bon sens empêchera toujours de considérer comme normale et logique l'attitude des milieux scientifiques pour qui un remède demeure inexistant tant que n'a pu être clairement analysé le mécanisme de son action ou le principe de sa composition...

Tous les arguments avancés avec l'espoir de modifier un tel comportement resteront vains, comme le sont restés ceux qu'on relève à l'actif de la Syndrolysine, à savoir : a) que l'on peut supposer que l'agent pathogène du cancer des plantes « n'est pas étranger à la tumorgenèse animale et humaine » ; b) que « dans tous les cas cancéreux l'on observe dans le sang, coloré suivant différentes méthodes, une certaine quantité de micro-organismes possédant un mouvement propre. Or, au fur et à mesure du traitement, ces corpuscules disparaissent. En même temps, on constatera la diminution des tumeurs et la reprise de la vitalité et de l'appétit chez le malade. Il en va de même pour la turgescence des hématies qui se normalise au même rythme » ; c) enfin, ce qui devrait normalement être

1. Voir notamment le chapitre X du présent tome.

déterminant sur le plan strictement humanitaire, le bilan statistique suivant, portant sur environ dix mille observations qui concernent, il faut bien insister sur ce point, « presque uniquement des cas des plus graves, c'est-à-dire des malades moralement abandonnés, ayant reçu les soins de la cancérothérapie classique, jugés désespérés » : « 45 % d'échecs, mais sédation des douleurs ; 15 % d'améliorations, de rémissions, peut-être provisoires — le malade vit normalement, ne souffre plus, reprend ses activités, etc. mais il subsiste des séquelles de syndromes qui, toutefois, ne le gênent en rien ; 40 % de véritables améliorations à tel point que, les cinq années classiques écoulées, on peut parler de guérison ».

Il est vrai qu'il s'est ajouté un élément qui risque de ne pas simplifier les choses même si elles devaient un jour sembler s'arranger ! Quand je suis allé aux sources, c'est-à-dire à la pharmacie d'une de ces charmantes villes fleuries des bords suisses du Léman qui a pris en charge la Syndrolysine, j'ai appris qu'il existe également une pommade à base de Syndrolysine... contre les verrues, qui sont généralement supprimées en quinze jours à trois semaines. Or, lorsqu'on connaît l'état d'esprit que nous avons évoqué plus haut, on imagine quelles peuvent être les réactions indignées devant un produit qui a la prétention de soigner à la fois le cancer et les verrues ! Passons...

Ma visite m'a permis d'apprendre encore que si la Syndrolysine est relativement peu employée en Suisse — c'est bien connu : « nul n'est prophète... » —, elle l'est par contre de façon toujours suivie en France et différents pays d'Europe ainsi qu'en Amérique du Sud. J'ai eu aussi l'occasion de recueillir un nouveau témoignage sur les « véritables miracles » qu'elle peut réaliser.

Ce « miracle », en voici le résumé d'après le récit des commerçants que je suis allé interroger en quittant la pharmacie où ils s'étaient procuré les ampoules : leur cheval « Vandale », avec lequel le père et le fils avaient participé à de nombreux concours hippiques, était atteint d'une tumeur à l'abdomen et, en dépit de soins dispensés par le vétérinaire, il était « tout caduque », ne mangeait même plus l'herbe nouvelle du pré où on le gardait, si bien que la seule solution proposée en fin de compte par le vétérinaire, qui avait tout essayé pour le sauver, était de l'abattre pour lui éviter des souffrances inutiles. Ses propriétaires, amis du pharmacien et au courant par lui des résultats qu'on peut espérer de la Syndrolysine, décidèrent de l'essayer sur « Vandale ». Le lendemain de la première piqûre, ils le trouvèrent en train de galoper dans son pré et, au fil du traitement, l'amélioration de son état fut telle — la tumeur s'étant apparemment stabilisée — qu'ils recommencèrent à lui faire sauter des obstacles et finalement l'engagèrent dans un concours où il figura, comme par le passé, aux places d'honneur. Le vétérinaire qui assistait à la compétition était persuadé qu'il s'agissait d'un autre cheval, baptisé « Vandale » en souvenir de celui qu'il avait condamné, et il n'admit l'évidence que lorsqu'il eut examiné l'animal...

Le cas de « Vandale » m'a rappelé ce que Lorenz m'avait fait observer avec humour à propos de succès thérapeutiques enregistrés, eux aussi, sur des animaux, au moment où des experts venaient de conclure que les résultats favorables obtenus grâce à son traitement étaient uniquement dus à des « raisons psychologiques » : « Une chienne guérie d'un cancer de la mamelle ou une vache débarrassée d'un néo de l'œil devaient être des bêtes extraordinaires pour être « psychologiquement » influençables à ce degré ! »

V

LE P.O.P.

anémie
décalcification
fatigue
surmenage
déminéralisation
arthrose
amaigrissement
carences alimentaires

Plus j'avance en âge, plus se confirme ma conviction que, si la liberté nous est pratiquement toujours laissée de choisir entre les voies qui s'offrent à nous dans la suite de circonstances dont l'enchaînement tisse notre vie, il n'en reste pas moins qu'il semble qu'une force invisible — baptisée selon les conceptions religieuses ou philosophiques de chacun : destin, providence ou Dieu — s'arrange pour que nous empruntions un itinéraire conforme à la mission qui nous a été dévolue ici-bas. Comme Diderot le fait répéter au héros de son *Jacques le fataliste et son maître :* « Tout est écrit là-haut sur le grand rouleau... » et, pour peu que nous prenions la peine de réfléchir sur la partie écoulée de notre existence, force nous est de constater que les événements nous ont conduits, insensiblement mais sûrement, au point auquel nous sommes arrivés, à la manière de la bille des jeux électriques que le joueur s'imagine diriger en la relançant plus ou moins fort mais qui obéit surtout aux poussées des obstacles qu'elle rencontre...

C'est ainsi qu'il était sûrement écrit sur le grand rouleau que je m'attacherais un jour à faire mieux connaître du grand public le rôle quasi irremplaçable que l'huître peut jouer dans le maintien de la santé. Le premier « coup de pouce » incitatif remonte à l'époque où je préparais la suite de *Nos grand-mères savaient...*, c'est-à-dire *Les cadeaux du ciel et de la terre* (qui en sont le second tome). Mes recherches sur la place occupée au cours des siècles dans notre civilisation par les médicaments tirés des animaux — le chapitre s'intitule, bien sûr, « Les remèdes sortis de l'arche de Noé » — m'avaient appris que les huîtres étaient appréciées des Romains autant pour leurs qualités gastronomiques que pour leurs propriétés médicales.

Un « aliment d'épargne »

Tous les grands auteurs classiques, de Cicéron à Pline en passant par Horace, Sénèque, Martial et Juvénal, en parlent et en vantent les vertus, signalant — déjà ! — les records établis soit par Tibère qui en était gros consommateur, soit par Vitellius qui passe pour en avoir mangé à longueur de journée et en avoir avalé au moins 1 000 en une seule séance — il est vrai que les règles de la bienséance prévoyaient qu'on se retirât de temps à autre dans une pièce voisine de la salle des banquets pour s'y soulager l'estomac par des moyens artificiels dont le plus raffiné était la plume de paon à l'aide de laquelle les femmes se chatouillaient le gosier... Sur le plan médical, les huîtres — que les Romains mastiquaient afin d'en goûter pleinement la saveur — étaient tenues pour apéritives, reconstituantes et d'une digestibilité exceptionnelle, d'où leur prescription en cas d'anorexie, d'anémie et de faiblesse stomacale, alors que la poudre des coquilles, utilisée dans la vie courante comme dentifrice, servait à soigner les blessures, les ulcères, les éruptions cutanées infantiles et les engelures.

Les premières de ces indications m'avaient d'autant plus accroché qu'elles rejoignaient une coupure de *Paris-Match* des années 60 que j'avais conservée dans mes archives parce qu'elle rapportait les circonstances assez particulières grâce auxquelles le R. P. Duval, surnommé le « guitariste de Dieu » ou le « jésuite de la chanson », avait surmonté ses ennuis de santé. « A la suite d'une grave opération de l'estomac, précisait l'article, il pouvait à peine se nourrir. Un de mes amis, médecin des prisons, m'a sauvé, dit-il, en me faisant manger quatre douzaines d'huîtres par jour. » J'envisageai donc de signaler cette utilisation peu connue du plus connu des fruits de mer, puis finalement y renonçai faute de place et aussi parce que la recette n'avait qu'une portée limitée... à la période des mois en « r » et, éventuellement, au prix de revient du traitement non remboursé par la Sécurité sociale !

Le temps passa ; puis, en l'espace de quelques mois, survinrent, en rafale, un ensemble de « signes » qui ne pouvaient être interprétés autrement que comme une sorte de rappel à l'ordre du responsable du « grand rouleau » pour me conduire inéluctablement vers le but qui m'était assigné. Ce fut d'abord une lettre d'un ami médecin — avec qui s'est instauré depuis des années un échange régulier d'informations : je lui communique ce que m'apprennent mes lecteurs et il fait de même pour ce qu'il découvre de son côté — : « Grâce au P.O.P., me disait-il, la décalcification est un problème définitivement résolu. » Avant même que je lui réponde et l'interroge sur ce produit dont j'ignorais tout, y compris l'existence, une autre lettre — de lectrice celle-là — m'apprenait qu'il s'agissait de poudre d'huîtres portugaises (Portuguese Oyster Powder, en anglais, d'où le sigle P.O.P.), ce que me confirmait ultérieurement l'ouvrage d'un naturothérapeute qui insistait tout particulièrement sur les bienfaits de cet « aliment miracle » auquel, comme par hasard, quelque temps après, un des magasins de diététique que je fréquente consacrait une exposition promotionnelle soulignant ses nombreux avantages. De toute évidence, je ne pouvais faire autrement que m'intéresser de nouveau à l'huître que j'avais négligée et je repris donc mon enquête à partir des éléments qui s'étaient si étrangement conjugués pour m'y pousser. En voici le bilan.

Tout d'abord, je me dois d'insister sur un point essentiel, ceci afin d'éviter toute confusion aux conséquences fâcheuses aussi bien dans l'esprit des médecins que dans celui du public : *le P.O.P. n'est pas un médicament,* même si, comme nous venons de le voir, des praticiens peuvent l'adjoindre aux remèdes qu'ils prescrivent pour combattre certaines affections ; c'est, selon son inventeur, « un produit à vertu alimentaire et diététique », un « aliment d'épargne », un « aliment à 100 % naturel » et rien d'autre, et, s'il exerce une action bénéfique indiscutable pour le maintien ou le rétablissement de la santé, c'est qu'il apporte à l'organisme, sous une forme facilement assimilable, l'ensemble des matériaux indispensables à son équilibre et son bon fonctionnement, un peu comme le faisait jadis le pain qui a épargné à nos ancêtres bien des ennuis que nous connaissons aujourd'hui[1]...

Contrairement à ce que son nom porte à croire, il ne s'agit pas d'un produit d'origine anglaise ou américaine. C'est une découverte « bien de chez nous » et c'est uniquement parce que la vocation du laboratoire français qui en assure la fabrication est d'être exportateur qu'il fut décidé de recourir, pour le baptiser, à la langue internationale par excellence qu'est l'anglais ; mais les travaux qui ont conduit à sa mise au point sont dus à un chercheur français, L. A. Marceron, dont les titres constituent un impressionnant *curriculum vitae :* docteur en médecine, biologiste, dermatologue, pharmacien et licencié ès sciences, lauréat à la fois de l'Académie de médecine, de la Faculté de médecine de Paris, de la Faculté de pharmacie de Paris, ancien chef de

1. Voir le chapitre VIII du présent tome.

clinique de la Faculté de médecine de Paris, ancien médecin-chef de l'Institut Alfred Fournier de Paris, ancien chef de laboratoire de l'hôpital Saint-Louis de Paris, médecin-chef honoraire de l'hôpital Saint-Lazare de Paris.

Alimenter la peau par ses deux faces

Il raconte lui-même comment lui est venue l'idée de départ de ses recherches dans un rapport dont de larges extraits ont paru dans un numéro d'avril 1967 du *Courrier du Parlement* — c'est d'ailleurs la photocopie de cet article, accompagnant la correspondance de ma lectrice, qui m'a éclairé sur la nature exacte du P.O.P., aliment « régénérateur du corps humain » d'après le texte en question, et aussi sur une crème de nuit faciale dermo-épidermique, baptisée Pé.O.Pé. Cream, toujours pour les mêmes raisons commerciales exportatrices, ce dernier produit semblant avoir été, en fait, à l'origine même des travaux du Dr Marceron. Celui-ci explique, en effet, comment, lors d'un séjour comme interne dans l'hôpital hélio-marin de la ville de Paris sur la Côte d'Azur, il avait soigné avec succès par l'eau de mer et le soleil une épidémie infantile d'impétigo (gourme avec streptocoques), ce qui l'avait conduit une fois revenu dans la capitale à « prescrire l'eau salée sous forme de sérum physiologique à 8 pour 1000 », alors qu'en ce temps-là la doctrine de traitement des dermatoses inflammatoires était de déconseiller l'emploi de l'eau. Sans connaître d'insuccès véritable, il constata pourtant que les résultats n'étaient plus ceux obtenus par l'eau prélevée à même la mer, d'où il conclut que l'eau de mer contenait des éléments absents dans la simple solution de sel de cuisine tel qu'on le récolte aux marais salants.

Les découvertes de Gabriel Bertrand sur les oligo-éléments — lesquels existent en petite quantité dans le milieu marin — le confirmèrent dans son idée que « les résultats étaient d'autant meilleurs que l'on était près de la matière vivante, plus près des sels organiques des oligo-éléments » et « après des essais décevants avec d'autres éléments animaux et végétaux des côtes et de la haute mer », il aboutit à l'huître portugaise.

La suite du rapport est d'un moindre intérêt ; elle traite plus spécialement de la mise au point de la crème de nuit — laquelle « permet à la peau, en quelque sorte, un repas d'oligo-éléments » —, avec pour résultats « un net ralentissement de la formation des rides et de la traditionnelle patte-d'oie et même une sorte de rajeunissement », résultats améliorés encore par l'emploi de la poudre alimentaire P.O.P. dont la réalisation avait vraisemblablement été entreprise conjointement puisque le Dr Marceron indique qu'il conseille dorénavant « un traitement simultané externe par la crème, interne par la poudre, l'idéal étant ainsi réalisé de l'alimentation de la peau par les deux faces de sa zone active ».

Une plaquette vient combler certaines lacunes de son rapport en ce qui concerne le P.O.P. proprement dit. Il y explique que si la couche de nacre qui tapisse l'intérieur de l'écaille d'une portugaise présente des nuances s'échelonnant du rose au violet, du vert clair au bleuâtre, du jaune au gris foncé presque noir, c'est parce que le mollusque recueille, dans le milieu où il vit, des corps métalliques variés qui y sont en quantités infinitésimales et que ceux-ci se retrouvent sous forme d'oxydes colorés lorsqu'il sécrète sa carapace. Ces corps sont des oligo-éléments dont on sait qu'ils « assurent par leur seule présence un équilibre remarquable des organismes ». « Chaque être, déclare le Dr Marceron, pour être bien vivant, doit tendre à collectionner dans ses humeurs tous les constituants stables de la fameuse table périodique de Mendéléïev, c'est-à-dire tous les corps simples actuellement identifiés et même ceux qui restent à découvrir (...) Où les trouver de façon certaine ? En allant les quérir dans la vaste réserve aquatique des mers qui dissolvent tous les terrains qu'elles baignent, qui reçoivent toutes les lavures des terres émergées » ; d'où l'idée de rechercher un « auxiliaire actif » qui réalise « la concentration des éléments trop dilués dans la masse liquide » et finalement le choix de l'huître portugaise sauvage.

« Bête comme une huître »

Avant d'aller plus loin, je crois qu'il serait bon de rappeler quelques notions trop souvent méconnues — ou oubliées, ce qui revient au même — concernant ce mollusque que nos ancêtres appréciaient tant sur leur table mais calomniaient allègrement en inventant l'expression « bête comme une huître », cela parce que cette dernière n'a pas de tête ! Or, nous verrons qu'elle a au moins une prérogative qui peut faire rêver un certain nombre d'êtres humains…

Sur la centaine d'espèces d'huîtres qui se répartissent de nos jours entre les mers chaudes et tempérées — aux époques secondaire et tertiaire, on en comptait cinq cents, retrouvées à l'état de fossiles —, deux seulement vivent sur nos côtes, la « plate » ou ostrea, type Marennes, et la « creuse » ou gryphea, type portugaise. Selon Claude Boucher, auteur d'une instructive et passionnante brochure [1] éditée en 1978 par le Comité interprofessionnel de la conchyliculture (prononcez « conkyliculture », le mot venant du grec konkhylion : coquillage et signifiant évidemment « élevage de coquillages » comme ostréiculture signifie « élevage d'huîtres »), 3 ou 4 années sont nécessaires entre la naissance des huîtres et le moment où elles arrivent dans notre assiette.

Les œufs fécondés se transforment en larves minuscules — un ou deux dixièmes de millimètre — qui, promenées par les courants, cherchent le support qui leur convient pour se fixer ; d'où les collecteurs (tuiles romaines, supports en plastique, coquilles enfilées sur fil de fer, etc.) que l'on met en place mais seulement lorsque les larves apparaissent dans l'eau car celles-ci ne se fixent que sur une surface absolument propre, le moindre voile de vase ou d'algues les

1. *Huîtres, moules, coquillages de France.*

en empêchant. Une fois fixées sur les collecteurs, les larves prennent le nom de « naissain » ; au bout de 8 à 9 mois, elles mesurent de deux à quatre centimètres, c'est-à-dire 200 fois leur taille de naissance. On détache alors les huîtres qu'elles sont devenues des collecteurs — c'est le « détroquage » — et on les met en « demi-élevage » jusqu'à 18 mois ou 2 ans ; suivent ensuite l'élevage ou « pousse », l'engraissement, l'affinage et le verdissement.

Les écailles — la valve supérieure formant couvercle et l'inférieure le fond creux — sont réunies par un ligament qui fait charnière et par un muscle adducteur qui entrebâille ou ferme la valve supérieure et la maintient fermée comme par un verrou dès qu'il y a danger ou que l'huître est hors de l'eau. Le corps du mollusque est revêtu, dessus et dessous, d'un tissu conjonctif recouvert d'une peau très fine appelée le « manteau » dont chaque « pan » ou lobe est bordé de trois bourrelets : les bourrelets proches des valves sécrètent celles-ci et donnent à la nacre ses nuances irisées évoquées par le Dr Marceron ; les bourrelets médians ont un rôle sensoriel et les bourrelets internes ménagent une cavité que les branchies séparent en « chambre inhalante » et « chambre exhalante », le volume d'eau passant par ces chambres allant de 3 à plus de 20 litres par heure. Le cœur, situé contre le muscle adducteur, fait circuler un sang incolore que deux reins purifient.

Pour les huîtres, l'alternance est sexuelle

C'est dans le domaine de la reproduction que les huîtres possèdent une particularité que j'évoquais tout à l'heure : en effet, elles sont alternativement mâles, puis femelles et sont donc dites à « hermaphrodisme successif » — chez la « plate », le changement s'opère après chaque émission de produits génitaux, tandis que chez la « creuse » il n'intervient qu'après chaque saison de fécondité. Par ailleurs, si l'émission de la semence mâle, avec dispersion dans le milieu marin, est la même pour toutes les huîtres, les femelles diffèrent : la « plate » est vivipare et la « creuse » ovipare. La première, après avoir pondu ses œufs, les garde dans la « chambre inhalante » où ils sont fécondés par la semence mâle qui pénètre à la faveur du courant d'eau respiratoire et alimentaire, et ce n'est que lorsqu'ils sont devenus larves qu'ils sont expulsés au bout de 8 à 10 jours. La seconde, au contraire, les expulse non fécondés dans le milieu marin dès qu'ils arrivent dans la « chambre inhalante », leur fécondation par la semence mâle étant laissée à la grâce des courants.

« Mais la nature est prévoyante, déclare Claude Boucher à qui j'ai emprunté son savoir ; si la « plate » vivipare ne libère que 500 000 à 1 500 000 larves, la « creuse » ovipare pond de 20 millions à 100 000 millions d'œufs ! Heureusement, car sur ce nombre astronomique, il ne survivra qu'une dizaine d'adultes... » Cela en raison des nombreux prédateurs qui menacent huîtres et moules : d'une part, les oiseaux (goélands argentés, macreuses, pies de mer ou huîtriers, eiders) ; d'autre part, les poissons à gueule pavée, c'est-à-dire munie de plusieurs rangées de dents leur permettant de briser les coquilles, comme la raie aigle ou la daurade royale ; les étoiles de mer, qui parviennent à ouvrir les écailles tandis que les bigorneaux-perceurs et les oursins réussissent à les perforer ; enfin les crabes verts, grands dévoreurs de naissain, et les poulpes dont la présence dans les parcs à huîtres est signalée par les amas de coquilles brisées qui marquent à marée basse les alentours de leur gîte.

Tout naturellement, le choix du Dr Marceron s'est fait entre les deux huîtres comestibles de nos régions et il a opté pour la portugaise parce qu'étant la plus rustique, elle s'alimente en eau plus trouble, plus riche en plancton, que sa cousine l'huître plate, qu'elle brasse cinq à six fois plus de plasma marin qu'elle, donc qu'elle est la mieux adaptée à la collecte des oligo-éléments lorsqu'elle croît en liberté dans son milieu naturel, d'où l'emploi exclusif de l'huître portugaise sauvage. Mais ayant, comme il se plaît à le souligner, fréquenté le laboratoire de Lucie Randoin, spécialiste réputée de la diététique, le Dr Marceron ne limite pas son intérêt aux seuls oligo-éléments : il se penche également sur le rôle de l'huître dans l'alimentation. Beaucoup d'autres l'avaient précédé dans ce domaine et ce qui frappe à la lecture des publications dans lesquelles ils ont rassemblé leurs observations, c'est que, quelle que soit l'époque ou la mode médicale du moment, ils se rejoignent dans leurs conclusions et parfois même aussi dans la façon de les formuler, en recourant curieusement à des comparaisons identiques avec le lait ou la viande...

Un modèle de leçon de diététique

Je n'en donnerai qu'un seul exemple parce qu'il a le double mérite de résumer parfaitement ladite littérature et de constituer, par sa concision et sa clarté, un modèle de leçon de diététique — qui pourrait rappeler à quelques-uns de nos spécialistes de cette discipline qu'elle n'est pas née de la dernière pluie et qu'ils n'en sont pas les inventeurs ! Le texte en question date en effet de 1908. Il a pour auteur un médecin de Bordeaux, le Dr F. Lalesque, membre correspondant de l'Académie de médecine, qui, estimant que l'huître devait être réhabilitée, publia un opuscule intitulé *L'huître en alimentation et en hygiène* qui s'ouvre par ce remarquable tableau des besoins de notre corps et de la façon d'y pourvoir :

« Le fonctionnement régulier de nos organes, explique-t-il, provoque d'une part des phénomènes de destruction et d'usure, d'autre part des phénomènes d'oxydation, de combustion. L'entretien de la vie exige que la destruction et l'usure soient réparées, que les oxydations, les combustions soient entretenues. Aux aliments incombe la charge de fournir des matériaux nécessaires tant à la réparation des tissus qu'à la production de l'énergie (chaleur, travail musculaire). » Il rappelle donc quelles sont les trois grandes catégories d'aliments : 1° ceux qui, par un double rôle, réparent l'usure de la machine animale tout en entretenant la combustion : les albuminoïdes (viande, fromages, poissons, gluten, etc.) et les graisses (beurre, huile, graisses animales, noix, etc.) ; 2° ceux qui sont uniquement une source d'énergie, sans pourvoir aux méfaits de l'usure : les hydrocarbones, matières féculentes ou sucrées (céréales, pommes de terre, haricots, farineux en général, pain, sucre, banane, etc.) ; 3° ceux qui servent uniquement aux réparations organiques : l'eau, les sels minéraux — on ne parle pas encore des oligo-éléments ! — que l'organisme excrète sans cesse et a sans cesse besoin de retrouver dans l'alimentation. « Certaines substances, ajoute-t-il, réalisent un perfectionnement en ce sens que les divers aliments simples y sont combinés dans des proportions qui sont exactement celles des pertes, et, partant, des besoins de l'organisme, tel est le lait, qui est le type de l'aliment complet, c'est-à-dire qui suffit à entretenir la vie. »

Or, si l'on place l'une au-dessus de l'autre ce que contiennent respectivement, pour 100, le lait et l'huître, voici ce qu'on obtient :

	Eau	Albuminoïdes	Graisses	Hydrocarbonés	Minéraux
Lait . . .	87	3,3	4	5	0,7
Huître .	85	7	2	4	1

d'où ce commentaire du Dr Lalesque : « L'analogie de composition est donc très voisine, avec, en faveur du lait, prédominance des sources d'énergie (graisses et hydrocarbonés) et en faveur de l'huître prédominance des sources de réparation (albuminoïdes) » et cette conclusion indiscutable : « L'huître est un aliment complet », qu'il renforce par des citations cueillies chez des confrères, telles que « L'huître est un aliment voisin du lait. C'est même celui qui s'en rapproche le plus » ou « Il n'y a pas d'aliment plus complet que l'huître, si ce n'est le lait, l'aliment complet par excellence ». Seconde comparaison qu'on retrouve également sous des formes variées : parce qu'il a été constaté que le mollusque renferme au moins la moitié de la quantité d'albuminoïdes des meilleures viandes de boucherie, on lit qu' « on pourrait y voir une demi-viande » ou que « c'est une façon de viande atténuée, allégée [1]. »

Le Canadien à la fistule

Le Dr Lalesque fait d'ailleurs remarquer que, comme tous les médecins qui exercent en pays ostréicole, il fait figurer l'huître au premier rang de ses prescriptions diététiques chez les tuberculeux, les lymphatiques, les scrofuleux, les anémiés — formule que j'ai d'ailleurs retrouvée dans une publication récente — *La médecine de A à Z* — qui écrit : « L'huître est un véritable produit de régime pour les lymphatiques, les anémiques, les tuberculeux. »

« La digestion de l'huître, poursuit-il, est singulièrement facile, ce qui encore la rapproche du lait. Comme lui, elle demande aux voies digestives le minimum d'effort. » Il précise que sa digestibilité stomacale fut démontrée pour la première fois par M. de Beaumont sur son « Canadien à la fistule », fistule grâce à laquelle l'observation directe de l'intérieur de l'estomac était possible et permettait de contrôler avec précision pendant combien de temps y séjournaient nos divers aliments. Les relevés comparatifs donnèrent les chiffres suivants : le lait non bouilli est digéré en 2 h 15, les huîtres crues en 2 h 55, suivent le mouton rôti 3 h 15, le bœuf maigre rôti 3 h 30 — comme le pain frais, les pommes de terre bouillies et le fromage cru —, le veau frais grillé et les volailles rôties 4 heures, alors qu'on arrive à 4 h 30 pour la graisse de mouton bouillie et à 5 h 30 pour la graisse de bœuf bouilli...

Je me dois de dire que mes recherches sur la place que ce

1. Cette notion d'aliment complet reste toujours valable. Ainsi, dans un article-interview de l'acteur américain Paul Newman (*Figaro-Magazine* du 5/5/83), j'ai relevé ce passage : « Tiers-mondiste, il engloutit des fortunes dans l'ostréiculture : " Parce que les huîtres contiennent cent pour cent de protéines, et pourront sauver des millions d'affamés. "

mollusque a occupée en thérapeutique m'ont surabondamment démontré que le Dr Marceron n'exagère pas lorsqu'il évoque le « grand passé historique » de l'huître et la multiplicité des textes à son éloge. Sachez que parmi les publications qui lui sont consacrées, à côté de brochures et d'ouvrages d'épaisseur et de taille normales, il s'en trouve plusieurs en deux volumes de plus de 600 pages, surtout en anglais [1], les Britanniques étant spécialement friands d'huîtres qui font partie de leurs traditions, et vous pouvez aisément imaginer l'espèce d'encyclopédie vivante que l'on devient au bout de ce long voyage à travers les terres méconnues de la culture ostréicole !

Pour ma part, j'en ai rapporté un bagage hétéroclite dans lequel s'entremêlent : les connaissances historiques — à savoir qu'au cours de ses fouilles pour retrouver la ville de Troie, l'archéologue allemand Schliemann mit au jour de nombreuses coquilles d'huîtres, ce qui prouve que ce mets y était apprécié, ou encore qu'on a trouvé des colliers faits d'écailles d'huîtres dans les tombes des premiers Saxons ; les connaissances littéraires — à savoir que la première *Histoire de l'huître* fut publiée en 1535 et que Shakespeare fait allusion à maintes reprises au mollusque, notamment dans *le Roi Lear ;* les connaissances gastronomiques — à savoir que si, en 1622, dans un banquet resté célèbre en Angleterre, on servit du « mouton rôti avec des huîtres », des « huîtres bouillies » et un « gâteau d'huîtres », les Anglais sont allés encore plus loin depuis puisque parmi leurs recettes courantes figurent, outre la soupe aux huîtres et le ragoût d'huîtres, les huîtres frites, cuites au lait, grillées, avec des noisettes, au macaroni, au gratin, sur toasts, etc., sans oublier les saucisses d'huîtres et les cocktails aux huîtres... ; enfin les connaissances médicales — à savoir qu'Ambroise Paré prescrivait les huîtres broyées dans leur coquille comme un excellent cataplasme pour diminuer la douleur et calmer l'inflammation sur les ulcères

1. Une mention spéciale doit être accordée à *Oysters and all about them* de John R. Philpots, paru à Londres en 1890.

et les furoncles, que plusieurs médecins français et britanniques du siècle dernier tenaient l'huître pour une véritable source de jouvence et que certains de leurs confrères, lors de l'épidémie de grippe de 1890, recommandaient huîtres et champagne à titre prophylactique et même curatif[1]...

Une poudre « unique au monde »

Après cette petite incursion à travers le temps et le pittoresque, revenons à l'essentiel, c'est-à-dire à la santé, donc au Dr Marceron et à sa brochure. De l'expérience et des observations médicales de ses confrères confrontées avec les siennes propres, l'inventeur du P.O.P. tire les enseignements suivants : « La portugaise est un aliment recommandé aux enfants, aux adolescents, aux vieillards, aux convalescents, aux affaiblis, du fait même qu'elle est un aliment idéal, riche en principes nutritifs, facile à digérer et à assimiler, ce qui doit la faire adopter aussi par les sportifs qui souhaitent être en grande forme ; sa

1. Je crois aussi qu'il n'est pas inutile, si vous êtes comme moi amateur d'huîtres, de livrer sans commentaire à votre réflexion le texte suivant, qui m'a d'autant plus frappé que je m'étais souvent posé des questions sur cette façon devenue quasi générale de présenter les coquillages. Il s'agit d'un extrait du « Rapport sur la prétendue nocivité des huîtres, présenté au ministre de la Marine au nom du Comité Consultatif des Pêches Maritimes » ; son auteur est M. Alfred Giard, membre de l'Institut, professeur à la Faculté des Sciences de Paris, et il a paru dans le *Journal Officiel* du 28 juillet 1904 : « Dans un certain nombre de restaurants à la mode, on a pris l'habitude de servir les huîtres sur un lit de glace. Je ne discuterai pas la valeur du procédé au point de vue culinaire ; pour ma part, je le trouve détestable. Mais il est pis encore au point de vue hygiénique. Le mollusque congelé ne réagit plus aux excitations, soit qu'on le pique avec une fourchette, soit qu'on l'irrite avec une goutte de citron et, par suite, il est impossible de vérifier s'il est encore vivant. *Enfin, la glace en fondant délaie toutes les impuretés de la coquille et produit un liquide impur qui baigne plus ou moins l'intérieur de la valve. Ce liquide avalé avec une huître irréprochable suffit à la rendre malsaine et dangereuse.* »

composition la désigne également dans les cas de régime sans variété et sans imagination des citadins modernes qui vivent aux frontières des carences », propos que confirment pleinement d'innombrables extraits d'articles comme ceux-ci : toujours de *La médecine de A à Z* (n° 67, 1973) : « Une impressionnante série d'études menées par des hygiénistes ont démontré la proportion importante de sels minéraux assimilables contenus dans les huîtres (...) Ces différents sels minéraux stimulent les sécrétions de l'estomac et activent l'appétit » ; du Dr André Soubiran (*Jour de France* du 30/11/67) : « Si vous êtes sensible au froid (...) mangez des huîtres riches en vitamines, en iodes, en phosphore, en fer, excellentes pour le foie » ; de *Science et Vie* (janvier 1972) : « Elle (l'huître) contient en particulier du cuivre organique à dose infinitésimale. Le cuivre, on le sait, est un élément essentiel de la régénération des globules rouges du sang. Des médecins américains ont démontré à ce propos que l'huître remplaçait avantageusement le foie de veau dans le traitement des anémies. »

Ces vertus unanimement reconnues, le Dr Marceron souhaita évidemment les mettre à la disposition du plus grand nombre en supprimant les principales barrières qui s'opposent à cette diffusion, notamment le fait que l'huître n'est consommable qu'une partie de l'année, pendant les mois avec « r »[1], et que beaucoup de personnes sont catégoriquement « ostréiphobes », l'idée seule d'ingérer un animal vivant leur donnant la nausée... Après de longues

1. Mes lectures m'ont appris qu'il s'agit là d'un exemple type d' « idée reçue ». En réalité, l'huître peut se consommer pendant sa période de reproduction. Sa « nocivité » durant ladite période est une croyance populaire erronée due, d'une part à l'analogie avec ce qui s'observe effectivement pour diverses espèces aquatiques (poissons, crustacés, échinodermes) dont l'ingestion n'est pas sans danger à l'époque du frai ; d'autre part à un décret interdisant l'exportation des huîtres de mai à fin août, qui était inspiré non par des considérations hygiéniques mais par le souci de protéger la repopulation des bancs d'huîtres en empêchant de les dégarnir au moment de la ponte, décret rapporté en mai 1889 lorsque l'ostréiculture eut assuré le repeuplement garanti des parcs.

recherches, il aboutit à la mise au point d'un procédé breveté réalisant — sans conservateur ni additif, il faut le souligner — le vœu exprimé par Lucie Randoin d'obtenir la « stabilisation pratique de l'huître » sous la forme d'une poudre d'huîtres portugaises sauvages qui est donc, selon l'expression de la célèbre diététicienne, un « aliment de premier ordre ».

Toutefois, l'élément capital dont il fallait s'assurer dans cette réalisation restait, bien entendu, ce que contenait exactement cette poudre obtenue avec la partie comestible de l'huître. En 1964, une analyse — « faite au plus haut échelon, souligne le Dr Marceron, et pour laquelle nous avons dû attendre 18 mois » — fut effectuée par le laboratoire de Recherches de l'Institut Scientifique d'Hygiène Alimentaire assurant le contrôle biologique et chimique des médicaments vitaminés et des aliments. Elle donna des résultats détaillés pleinement satisfaisants que l'on trouve reproduits intégralement dans chaque boîte du produit sous ce titre significatif « Pourquoi P.O.P. — poudre d'huîtres portugaises sauvages — est-elle unique au monde ? » Sont présents en effet non seulement les protéines, hydrates de carbone, lipides, qui constituent, ainsi que nous l'avons vu tout à l'heure, un « aliment complet », mais aussi et surtout tous les corps indispensables à la régulation des processus organiques, c'est-à-dire les métaux et métalloïdes rares : calcium, phosphore, sodium, potassium, fer, magnésium, manganèse, arsenic, cuivre, zinc, cobalt, accompagnés d'éléments vitaminiques, d'acides aminés totaux indispensables et de certains enzymes, le tout dosé pour 100 g de poudre.

Une « super-nutrition »

Dans son livre *Super régénération par les aliments miracles* [1], le naturothérapeute Robert Masson range le P.O.P. parmi

1. Editions Albin Michel.

ces derniers, avec le pollen, le germe de blé, la vitamine C et l'œuf de caille [1]. « Ce produit que nous utilisons depuis plus de dix ans, écrit-il, est le complexe le plus extraordinaire existant dans la nature car il contient : toutes les vitamines, même les plus rares ; la totalité des minéraux ; tous les oligo-éléments catalyseurs connus. Inclus dans un complexe protéique hautement assimilable, ce produit diététique donne des résultats absolument incomparables dans la fatigue générale, la fatigue physique, la fatigue sportive, la fatigue intellectuelle, la fatigue sexuelle, la spasmophilie, la déminéralisation, la décalcification, l'ostéoporo-malacie, l'arthrose, l'impuissance, l'anémie, l'amaigrissement. Il améliore également de façon très intéressante les peaux ridées, favorise la repousse des cheveux et, dans ces cas précis, il est nécessaire d'utiliser en plus Pé.O.Pé. Cream » (association que préconise, on s'en souvient, le Dr Marceron).

Lorsque j'ai rencontré Robert Masson, c'est avec le même enthousiasme, fiches à l'appui, qu'il m'a rapporté ses observations les plus édifiantes, mettant l'accent sur quelques points révélés par l'expérience : a) « avant tout, le P.O.P. est le remède de la fatigue avec un grand « F », du surmenage sous toutes ses formes » ; b) « s'il n'y a plus de nos jours de grosses carences comme dans le passé — rachitisme, scorbut ou béri-béri —, on peut dire sans exagérer que, du fait des changements intervenus en agriculture, sur le plan de la fumure et des engrais notamment, nous faisons tous aujourd'hui une carence plus ou moins marquée en oligo-éléments, laquelle est facilement supprimée par la poudre d'huîtres portugaises sauvages » ; c) « aussi curieux que cela paraisse, le P.O.P. exerce une légère action sur les dermatoses et, sans doute parce qu'il agit favorablement sur l'équilibre nerveux, il permet à certains sujets de retrouver le sommeil » ; d) « les seuls inconvénients — très relatifs — qu'on pourrait lui reprocher sont, à trop forte dose, de faire parfois monter la

1. Voir chapitre X du présent tome.

tension et de provoquer une légère constipation chez les personnes enclines à ce genre d'ennui ».

A propos de ces « fortes doses », Robert Masson a attiré mon attention sur le fait que celles-ci ne sont pratiquement utilisées que pour remplacer le dopage, dangereux et immoral, par une « super-nutrition » — dans son livre, il indique que « pour le sport de compétition, dans le cas d'entraînement intensif, on peut « pousser » jusqu'à 10 comprimés par jour, voire 15 comprimés le jour de l'épreuve » — et il m'a confié, en taisant les noms, bien sûr, que des champions « étaient très informés de la question »...

S'il est possible que le P.O.P. soit, comme l'indique son prospectus, « une anticipation sur le XXIe siècle » dans le sens où l'on nous prédit que cette prochaine étape de l'histoire de l'homme sera marquée par l'avènement de l'alimentation en pilules ou comprimés, il est certain qu'il est déjà un précieux pourvoyeur d'éléments indispensables au bon fonctionnement de notre organisme qui ne les trouve plus toujours dans notre nourriture quotidienne. Or, il suffit d'ouvrir le dictionnaire pour voir que « l'état d'une personne dont l'organisme fonctionne bien » est la définition du mot « santé »...

VI

LE CARTHAMOL

cholestérol
troubles vasculaires
certains eczémas

Pour le médecin qui m'en a signalé l'existence, le Carthamol, produit américain tiré du chardon sauvage, règle pratiquement le problème compliqué du cholestérol.

Compliqué, il l'est surtout aux yeux du patient, c'est-à-dire vous ou moi, parce qu'il n'est pas toujours facile de s'y retrouver parmi le kaléïdoscope des vérités physiologiques. En effet, contrairement à ce que nombre de gens s'imaginent, non seulement le cholestérol n'est pas dangereux mais il est indispensable au bon fonctionnement de notre organisme dans lequel il joue un rôle de protection. Son taux dans le sang varie avec l'âge : de 0,70 g à la naissance, il s'élève progressivement pour atteindre

1,30 g à 1,80 g chez l'adulte ; il est à son maximum entre 30 et 60 ans et baisse dans l'extrême vieillesse ; chez la femme, il augmente dans la période qui précède les règles et tombe lorsqu'elles apparaissent tandis qu'il s'accroît pendant la grossesse et diminue après l'accouchement.

C'est uniquement lorsqu'il est en excès qu'il devient inquiétant car, mélangé à des corps gras et des graisses neutres, il a tendance à se déposer, sous forme de plaques surélevées de teinte jaunâtre, sur la paroi interne des artères dont il réduit l'élasticité en même temps que le calibre, ce qui aboutit à une affection baptisée athérosclérose — affection de l'âge moyen qui se manifeste le plus souvent vers la quarantaine, à ne pas confondre avec l'artériosclérose qui est une maladie de la vieillesse, caractérisée par un durcissement des artères dû, d'une part à la disparition des fibres élastiques et à l'atrophie des fibres musculaires formant la tunique moyenne de ces vaisseaux, d'autre part à une infiltration plus ou moins marquée de sels calcaires.

Le « mauvais » et le « bon » cholestérol

Autre réalité troublante pour le profane : on sait désormais, grâce à des travaux scientifiques étrangers, qu'il existe deux sortes de cholestérol — un « mauvais » et un « bon » dont les taux et le rapport figurent maintenant sur les feuilles d'analyses des laboratoires médicaux. En fait, ce sont les lipoprotéines chargées de cholestérol qui se partagent en deux catégories : celles qui se déposent sur les parois artérielles sont les lipoprotéines à basse ou très basse densité — en anglais « low density lipoprotein » ou « very low density lipoprotein », en abrégé pour le corps médical L.D.L. ou V.L.D.L. — ; les autres qui ne s'arrêtent pas en cours de route et transportent le cholestérol vers le foie, constituant ainsi une forme d'épuration et de protection contre l'athérosclérose, sont les lipoprotéines à haute densité — en anglais « high density lipoprotein » ou H.D.L.

Les risques et les ennuis de santé dépendent évidemment de la nature du cholestérol et de sa quantité, celle-ci n'étant pas toujours aisée à maîtriser par les remèdes classiques que sont les clofibrates, produits destinés à faire baisser le taux de cholestérol sanguin, d'où l'intérêt de mon ami médecin pour les propos d'un consultant qu'il voyait pour la première fois.

« Dès son entrée dans mon cabinet, m'a-t-il raconté, M. C... m'informe qu'il ne va habituellement jamais chez le médecin : il s'« automédique » car, depuis des années, il est, comme il me l'explique, « à l'écoute de son animal »... La vérité veut de dire que ça lui a parfaitement réussi : il est là devant moi, droit comme un chêne, dynamique dans son verbe comme dans ses gestes. Il est venu chercher une ordonnance pour faire un bilan biologique complet selon son idée, mais aussi en fonction de paramètres que je suggère car il reste très souple dans son comportement intellectuel.

« Nous avons tout de suite sympathisé et, au passage, il va me faire un cours sur l'essence de chardon sauvage quand je lui propose de mettre le cholestérol au tableau du bilan. Il me confie que celle-ci constitue l'élément essentiel d'un produit appelé Carthamol, fabriqué aux Etats-Unis par un laboratoire de Los Angeles et vendu dans de nombreux pays, notamment en Suisse où il se le procure sans difficulté. Il me précise qu'il se présente sous forme de capsules et m'en vante les vertus, m'affirmant qu'il est certain que L.D.L., H.D.L., lipides, triglycérides, pouvoir cholestérolytique, seront dans la fourchette de normalité dans le bilan qu'il fera effectuer — c'est le cas, m'indique-t-il, depuis qu'il a découvert ce précieux auxiliaire phytothérapeutique, alors qu'auparavant les clofibrates restaient impuissants devant des chiffres défiant la biologie ! Lui et le Carthamol auront une nouvelle fois raison ainsi que l'établira le bilan et je lui ai délivré son brevet de longue vie, en lui demandant, bien sûr, de m'informer de ses nouvelles découvertes thérapeutiques efficaces dans l'innocuité comme l'est l'huile essentielle de chardon sauvage qu'il m'a permis d'ajouter à mon répertoire médicamentaire... »

Il va de soi que si les acides gras hautement insaturés contenus dans le Carthamol normalisent le taux de cholestérol sanguin en corrigeant les effets d'une nourriture trop riche, il serait absurde d'escompter un résultat positif en conservant le même type d'alimentation. Ainsi que le souligne la notice du laboratoire, un traitement destiné à combattre l'athérosclérose « doit être complété par des exercices physiques adéquats et un régime d'une faible teneur en calories mais présentant une diversité suffisante ; il faut user très modérément des aliments riches en sucre et amidon (boissons sucrées par exemple) et limiter fortement la consommation de graisses saturées, d'origine animale surtout (jaune d'œuf, charcuterie, beurre, crème, lait) ».

Il est précisé également que le Carthamol ne comporte aucune contre-indication (on peut, en particulier, l'utiliser quand il y a des affections des voies biliaires) et qu'il provoque parfois un léger effet laxatif. Sa posologie, sauf avis contraire du médecin, est de 3 capsules avant chaque repas à absorber avec un peu de liquide. Ses indications sont naturellement celles que nous avons vues : hypercholestérolémie, hyperlipidémie — dont je donnerai quelques observations dues au même médecin —, les altérations vasculaires de nature athéroscléreuse et aussi certaines formes d'eczéma, ce qui est dans la logique des choses puisque la carline des Alpes ou chardon d'argent sert à préparer un vin apéritif et dépuratif excellent contre les maladies de la peau telles que dartres et eczéma [1].

1. Voir le « Guide vert de la santé » dans le tome I de *Nos grand-mères savaient...*

Le pléthorique, le méticuleux et l' « anti-chimie »

Les cas suivants seront la meilleure conclusion :

« M. M..., 48 ans, est un pléthorique. Il m'est adressé par un des membres de sa joyeuse bande. Tous sont des professionnels de l'alimentation en gros, chacun dans sa spécialité, et les affaires se traitent dans les meilleurs restaurants, le tout arrosé des plus grands crus — ce sont des connaisseurs ! A ce rythme, l'organisme de M. M... commence à crier grâce ; il a déjà accusé plusieurs crises de goutte, sa glycémie taquine les frontières du diabète et, pour comble, son dernier bilan montre un cholestérol dépassant 4 g avec un facteur de risque très élevé, les H.D.L. étant complètement affaissées. Il a vu son médecin habituel avec lequel le « combat » est engagé depuis de nombreuses années en vue d'une meilleure tempérance. Cette fois-ci, il lui pardonne mal de lui avoir prescrit un médicament de la famille des clofibrates : il lit toujours attentivement les notices et redoute de voir sa puissance sexuelle dégradée car elle fait partie de sa personnalité à la carrure de pilier de rugby... Je lui assure, sans le convaincre, que l'essence de chardon sauvage peut sans doute être la solution à son problème. Il ne comprend pas : le chardon, il l'a bien connu dans les prés de son enfance dans le Sud-Ouest et ça ne lui semble pas sérieux ! Comme il n'a pas d'autre issue, il essayera en me promettant d'être assidu dans ses prises. Trois mois plus tard, c'est un gaillard transformé qui me revient : au bout de six semaines, n'y tenant plus, il s'est rendu au laboratoire et les chiffres ont parlé, emportant définitivement sa conviction en faveur du chardon sauvage. Il a également noté avec satisfaction qu'avec plus de tempérance, Vénus lui était infiniment plus favorable — ce dont il me remercie avec toute la chaleur de son accent ! »

« M. D..., 68 ans, est un homme méticuleux, précis, qui m'arrive avec un dossier solide établi dans l'ordre chronologique. Son problème est tout à la fois simple et complexe.

Simple car depuis l'âge de 40 ans il s'est battu avec le laboratoire et bien souvent aux frontières du ridicule, car il a le respect des chiffres et n'admet pas que la biologie soit une science beaucoup plus souple que l'arithmétique au sein de laquelle les constantes peuvent évoluer dans une fourchette de normalité. Complexe car sa lutte a eu lieu à armes inégales : il est intolérant à la famille des clofibrates qui déclenchent nausées, diarrhées, malaise général ; il les a tous essayés en vain. Il s'est alors tourné vers toutes les autres méthodes qu'il a pu découvrir — homéopathie, organothérapie, tisane de cyprès, sans succès. Il m'arrive, par un de mes patients, pour se renseigner sur l'efficacité de la cellulothérapie car il est réellement obnubilé par son problème. Je lui propose l'essence aromatique de chardon sauvage dont, trois mois après, il viendra, chiffres en main, me chanter les louanges sans réserve. »

« Mme J..., 54 ans, a vu, depuis la ménopause, cholestérol, lipides et triglycérides s'élever dans des proportions qui l'inquiètent vivement et ce malgré le régime draconien qu'elle s'est imposé et qui reste rigoureusement inefficace. Je lui explique que son cas est très fréquent à cette époque de la vie car le cholestérol est le support chimique des principales hormones sexuelles. A la ménopause, celles-ci voyant leur taux diminuer, l'offre est alors supérieure à la demande. C'est l'apport endogène le plus difficile à traiter. Elle m'informe qu'elle n'apprécie pas du tout les « médicaments chimiques » et souhaite être traitée par l'homéopathie. Je lui propose la phytothérapie et lui expose les propriétés particulières de l'essence aromatique de chardon sauvage. C'est bien volontiers qu'elle accepte ce traitement dont les résultats finiront d'enlever sa totale conviction ».

VII

LA « KINÉSIOLOGIE APPLIQUÉE »

troubles fonctionnels d'origine non définie
patraqueries
douleurs
migraines
gêne musculaire ou articulaire

La chiropractic est comme la nostalgie — selon Simone Signoret : elle n'est plus ce qu'elle était... Certes, ses bases sont toujours celles sur lesquelles s'est appuyé son créateur l'Américain Daniel David Palmer [1] ; certes, elle considère toujours la colonne vertébrale comme « l'arbre de vie » de notre organisme et dans ses écoles elle s'attache avant tout à préparer, puis diplômer, de véritables « ingénieurs en colonne vertébrale » ; mais, au lieu de se laisser scléroser par des dogmes, elle a accueilli des notions nouvelles, tout aussi séduisantes sur le plan scientifique qu'efficaces sur le plan pratique, et les a incor-

1. Voir le chapitre III du tome I de *Tous les espoirs de guérir.*

porées à son enseignement, donnant ainsi naissance à une génération de chiropractors « nouvelle vague » qui n'hésitent pas à suivre régulièrement des séminaires de perfectionnement organisés aux Etats-Unis et en Europe afin de faire bénéficier leur clientèle de la totalité des possibilités de la méthode qu'ils pratiquent.

C'est l'un d'entre eux — le fils d'un de mes amis médecin, garçon que j'ai connu alors qu'il était sur les bancs du lycée mais avait déjà décidé d'aller en Angleterre pour y suivre les cours de l'Anglo-European College of Chiropractic — qui m'a fait découvrir récemment cette chiropractic améliorée en l'appliquant à ma femme victime d'un lumbago et qui a été ensuite mon initiateur et mon guide lorsque je me suis étonné de le voir faire exécuter à sa patiente toute une gamme de mouvements hors du protocole de la chiropractie classique dont le rituel essentiel, vous le savez, s'accomplit sur une table basculante qui semble née du croisement entre un fauteuil de dentiste et une table de bloc opératoire.

La découverte du vrai coupable

Je dois dire que la séance comporte un certain nombre d'actes plutôt étranges bien faits pour intriguer l'éternel curieux que je suis. Par exemple, tantôt notre jeune ami demandait à ma femme d'étendre le bras gauche sur le côté à la hauteur de l'épaule et de résister de toutes ses forces à la pression qu'il exerçait pour le lui faire baisser ; puis il lui faisait répéter le même exercice mais en la priant, cette fois, de poser un ou plusieurs doigts sur un point précis du corps, ce qui avait pour résultat spectaculaire d'annihiler pratiquement la résistance et de pouvoir faire abaisser le bras sans grand effort ; tantôt il lui faisait reprendre le même scénario avec le bras droit ou lui en indiquait un autre dans lequel c'était la tête qu'il fallait incliner successivement à gauche et à droite vers l'épaule, avec toujours l'épreuve de la pression contraire accompagnée ou non du petit jeu des doigts appliqués sur différents points ; tantôt enfin c'était au tour des jambes d'être soumises à des épreuves identiques — épreuves dont l'aboutissement est encore plus frappant que le cérémonial proprement dit puisque, après les stimulations adéquates accomplies, c'est-à-dire les corrections manuelles effectuées [1], la résistance des bras, du cou ou des jambes demeure invariable lorsque les doigts interviennent aux emplacements indiqués...

Maintenant que j'ai lu les cours et les ouvrages de base que notre ami chiropractor a bien voulu me confier, puis écouté les explications complémentaires indispensables qu'il m'a données, je sais que ces manœuvres insolites se rattachent à une technique nouvelle fondée sur des réalités anatomiques et physiologiques restées inexploitées jusqu'à ce qu'un esprit plus observateur et inventif que les autres s'y intéresse, et c'est parce que je suis persuadé qu'il s'agit là d'un atout précieux mis à notre disposition pour la défense de notre santé que je vais essayer de vous faire partager mon savoir tout neuf et, éventuellement, ma conviction.

Elaborée en 1964 par un docteur en chiropractic (D.C. en abrégé) de Detroit (Michigan), George J. Goodheart Jr., cette méthode est appelée « Applied Kinesiology » — couramment désignée de l'autre côté de l'Atlantique par ses seules initiales : AK — soit Kinésiologie Appliquée, deux mots qui résument assez bien qu'elle consiste, d'une part, dans l'étude des principes mécaniques de l'anatomie en liaison avec les mouvements du corps humain (du mot grec « kinesis », mouvement, que l'on retrouve dans « cinématographe », « cinétique » et « kinésithérapie ») et, d'autre part, dans l'utilisation pratique, l'application concrète de cette étude, dans le sens d' « employer » comme lorsque l'on dit « appliquer un remède ».

1. Le mot « chiropractic », il faut le rappeler, résulte de la combinaison de deux mots grecs « kheir » et « praxis » signifiant « fait par la main ».

Toutefois, afin de prévenir toute équivoque, il faut souligner sans plus attendre que l'AK (pour simplifier, je m'en tiendrai à l'abréviation courante américaine) n'a absolument rien à voir avec une méthode de traitement. Elle est concernée par les problèmes fonctionnels et non par la pathologie, bien que des problèmes fonctionnels puissent évoluer vers une pathologie, et elle se borne strictement à permettre d'établir un diagnostic précis des troubles fonctionnels — ce qui ne diminue en rien sa valeur bien au contraire puisque, pour soigner et guérir, il faut d'abord savoir où se trouve l'origine exacte du mal et la plupart d'entre nous ont appris par expérience que ce n'est pas toujours ce qui est le plus facile en médecine...

En effet, différents facteurs se conjuguent pour compliquer le problème du diagnostic. L'un — et non le moindre — résulte du fait que l'organisme humain est une merveilleuse machine qui, non seulement s'adapte en permanence aux conditions extérieures pour fonctionner toujours de façon optimale, mais également programmée pour que toute déficience d'un de ses nombreux éléments soit automatiquement compensée par l'entrée en jeu d'un autre élément qui prend le relais, cela sans que nous en soyons conscients. D'où souvent la difficulté de déterminer le point de départ des ennuis dont nous sommes victimes car si l'organe qui a assumé un travail supplémentaire flanche à son tour et est donc le premier à tirer le signal d'alarme sous forme de symptômes caractéristiques, c'est lui qui sera tenu pour responsable alors qu'on oubliera de s'intéresser au vrai coupable, c'est-à-dire à l'organe dont la paresse ou le mauvais état est à l'origine de l'épuisement du collègue qui s'est chargé de pallier son insuffisance.

Le langage du corps

Bien sûr, les innombrables moyens dont nous disposons aujourd'hui — analyses de laboratoire de plus en plus poussées, techniques de contrôle et d'exploration sans cesse perfectionnées dont les médias célèbrent les avantages (scanner, échographie, doppler, etc.) — permettent de mieux localiser l'élément fautif, mais — et nous touchons là un autre élément de complication — plus la science s'est développée, plus se sont multipliées les spécialisations qui découpent le malade en tranches comme s'il était un banal saucisson, sans pour autant garantir sa guérison, chaque branche le considérant de son point de vue particulier et ne s'occupant que de la tranche qui le concerne, d'où ces interminables quêtes de santé auprès desquelles celle du Graal semble une dérisoire promenade de digestion et ce résultat paradoxal trop fréquent du patient dont les tranches successives ont été certifiées en bon état de marche et qui meurt… bien portant — cela parce qu'on ne veut pas se souvenir que notre corps fonctionne comme un tout organisé et qu'il faut donc, ainsi que le proclamait déjà le Dr Salmanoff [1] il y a un demi-siècle, « retourner à la thérapeutique de l'organisme total ».

Ces difficultés de diagnostic que nous venons de survoler rapidement sont encore accrues lorsque les troubles dont il s'agit de découvrir la cause sont qualifiés de « fonctionnels » puisqu'il est impossible de les rattacher à une origine organique décelable. C'est généralement le cas de ceux qui relèvent de façon courante de la chiropractic et il est par conséquent tout à fait logique que ce soit un adepte de cette technique qui ait eu l'idée d'utiliser le propre corps du patient comme laboratoire d'investigation, autrement dit d'écouter le langage du corps — qui ne ment jamais — en se servant des muscles comme clé de décodage des messages recueillis.

On ne peut mieux saisir le processus de cette découverte qu'en rapprochant cette dernière d'une autre, appartenant elle aussi au domaine médical, celle de la pénicilline. C'est ce que fait un chiropractor américain, David S. Walther, auteur de différents ouvrages sur l'AK, notamment d'un excellent manuel pratique en plusieurs volumes dont le

1. Voir le chapitre XXIII du tome II de *Tous les espoirs de guérir.*

premier est consacré aux procédés de base et au test des muscles, intitulé *Applied Kinesiology : Basic procedures and muscles testing*[1]. Il rappelle la façon dont Alexander Fleming, observant la moisissure qui s'était développée sur ses cultures bactériennes et avait tué les bactéries, avait tiré la conclusion que la moisissure était une arme qu'il serait possible d'utiliser pour combattre l'infection d'origine microbienne ; « beaucoup d'autres scientifiques avant Fleming, dit-il, avaient certainement observé cette moisissure qui détruit les cultures bactériennes, mais aucun n'avait eu l'intuition résultant d'un esprit inventif original d'envisager le bénéfice éventuel qu'on pouvait tirer de ce phénomène (...) De même, le corps a un langage qu'il met à la disposition de ceux qui s'appliquent à le comprendre. Tous les praticiens l'écoutent dans une certaine mesure en examinant la couleur du teint, l'aspect de la peau, des ongles, des articulations, etc. Ce langage a été décodé par des gens comme George J. Goodheart Jr. qui regardent avec des yeux qui voient, écoutent avec des oreilles qui entendent, touchent avec des doigts qui sentent et se posent en permanence la question « Pourquoi cela ? »... »

Or, personne avant lui ne se l'était posée de façon systématique en examinant un par un les nombreux mécanismes qui commandent, coordonnent, facilitent ou freinent chacun de nos mouvements. Il serait trop long et compliqué de les passer en revue ou d'en expliquer clairement le processus. Je me bornerai donc à indiquer quelques notions dont on ne peut dire qu'elles sont familières à notre esprit mais à partir desquelles il est plus commode d'apprécier les phénomènes qui sont entrés en ligne de compte pour la naissance de l'AK et qui restent les éléments majeurs de ses tests.

1. Systems DC, éditeur, Pueblo, Colorado (U.S.A.).

La panne sur le circuit

Ce sont les muscles, constitués de fibres irritables et contractiles, qui assurent les mouvements de la quasi-totalité du monde animal. Chez l'homme et les vertébrés, ils sont classés en trois catégories d'après la nature de tissu qui les constitue : les *muscles striés,* rattachés aux os du squelette par des tendons, à contraction rapide, assurant les mouvements de la vie de relation et les mouvements respiratoires (ce sont ceux-là seulement qui nous intéresseront) ; les *muscles lisses,* logés dans la paroi des organes (tube digestif, vessie, etc.), à contraction lente sous le contrôle du système sympathique, responsable des mouvements de la vie de nutrition ; et enfin le *muscle cardiaque,* strié, à contraction rapide et involontaire. De façon permanente, les muscles reliés aux os — qui sont des muscles de flexion et d'extension — sont sous le contrôle du système nerveux qui en commande la contraction ou le relâchement selon des règles fixes et prédéterminées, en particulier grâce à l'inhibition ainsi définie par le Larousse : « Diminution de l'activité d'un neurone, d'une fibre musculaire ou d'une cellule sécrétrice, sous l'action d'un influx nerveux ou d'une hormone. »

Sans les enseignements de l'AK, j'ignorerais encore quel fantastique enchaînement d'opérations précises, réparties à tous les niveaux de notre corps, se cache derrière la plupart des actions les plus banales de notre vie quotidienne — découverte, soit dit en passant, qui conduit une fois de plus à méditer sur la « force intelligente universelle » qui nous a créés avec le reste du cosmos [1] car il est difficile d'attribuer la paternité d'un aussi extraordinaire mécanisme au simple hasard...

Prenons par exemple ce qu'implique le fait de marcher : les membres inférieurs ne sont pas les seuls concernés, le sont aussi le bassin, les épaules et les bras puisque, comme

1. Voir le chapitre XII de *Nos grand-mères savaient...*

tout le monde le sait, lorsque nous marchons nos bras se balancent (c'est ce qui fait d'ailleurs une partie du charme des défilés militaires !) ; les terminaisons nerveuses envoient donc aux neurones du pied, de la jambe, du bassin, de l'épaule et des bras, l'information que la marche va se produire et les principaux muscles intéressés — c'est-à-dire qui participent de loin ou de près au déclenchement de ce mouvement — se contractent ou se relâchent selon la mission qui leur est dévolue pour l'accomplissement normal de l'opération. Les tests auxquels on peut soumettre tel ou tel d'entre eux permettront par conséquent de vérifier si un muscle est bien dans les conditions normales prévues, soit « fort » s'il doit être contracté, soit « faible » s'il doit être inhibé. S'il ne l'est pas, c'est qu'il y a quelque part sur le circuit — ou sur un autre auquel il est rattaché — quelque chose qui cloche et que d'autres tests conduiront à identifier.

Et c'est ici, dans la localisation précise de l'origine de la panne, qu'interviennent les manœuvres avec participation des doigts du patient posés sur des points donnés, opération appelée « therapy localization » — inutile de traduire ! — par George Goodheart Jr. qui a été le premier à observer le phénomène et à songer à en tirer parti pour une meilleure compréhension du fonctionnement de notre corps. Il a en effet constaté que lorsqu'un patient touche une zone qui ne fonctionne pas correctement, il se produit un changement dans la force musculaire objet des tests manuels et, en multipliant les observations durant plusieurs années, il est parvenu à dégager un ensemble de règles dont le chiropractor tire des informations comparables à celles que le médecin obtient grâce aux symptômes.

300 heures de cours, 5 000 heures de pratique

Ainsi, il a noté que lorsqu'un organe ou une glande ne fonctionne pas normalement, il y a toujours un muscle ou un groupe de muscles qui sont « faibles » dans les tests manuels ; toutefois, si ce ou ces muscles sont « faibles », cela ne veut pas dire obligatoirement que l'organe ou la glande est faible. Autre exemple : si on touche une subluxation de la colonne vertébrale, un muscle qui est « faible » à cause de cette subluxation va devenir « fort » dans le test manuel tandis qu'un muscle « fort » va faiblir, mais *quand la subluxation aura été corrigée, en touchant la zone intéressée on ne produira plus aucun changement de force dans un sens ou dans l'autre.*

Pour éclairer cette association muscle-organe, deux remarques doivent être rapportées. La première souligne l'importance du langage du corps : les muscles font bouger les os et participent au mouvement des articulations ; l'équilibre parfait est obtenu quand tous les muscles et articulations fonctionnent correctement ; une tension égale entre un muscle et son antagoniste est nécessaire — un déséquilibre se traduira immédiatement par une déviation structurelle de notre corps qui automatiquement essayera de compenser, créant d'autres déviations d'adaptation ; cela provoquera des stress et des tensions qui, à la moindre alerte, vont se traduire par des troubles soit « musculo-squeletals », soit organiques, d'où la nécessité de l'observation du corps.

La seconde remarque met en relief la différence de conception entre la médecine classique et la chiropractic ; elle est empruntée à une publication américaine [1] et a pour auteur un chiropractor, le Dr Faye D. C. : « Les allopathes, écrit-il, considèrent le système « musculo-squeletal » comme un système porteur ou locomoteur pour les organes, sur lesquels ils placent toute l'importance. Ils regardent surtout l'homme comme *un ensemble d'organes transportés par un squelette et des muscles.* La chiropractic voit l'être humain sous un angle différent : c'est à travers son système nerveux et son système « musculo-squeletal » que l'homme exprime la vie et participe à son environnement et *nos*

1. *Dynamic Chiropractic*, vol. I, n° 12, déc. 1983.

organes sont là pour entretenir et soutenir le système « musculo-squeletal »... »

Lorsqu'on sait qu'aussi bien les points-réflexe connus de la médecine que les points d'acupuncture déclenchent le même effet de base quand on les touche que les points répertoriés par George Goodheart Jr., on comprend que l'énumération et la description des nombreux actes de « therapy localization » occupent une place importante dans les traités d'AK car, comme le souligne David S. Walther, il en est d'elle comme d'un autre instrument de diagnostic bien connu, le stéthoscope, qui donnera des informations fausses s'il est entre les mains d'un incapable. Autrement dit, l'AK est une discipline qui exige des connaissances de haut degré en anatomie et en physiologie, ce qui explique que pour obtenir le diplôme de fin d'études décerné par l'International College of Applied Kinesiology de Pueblo (Colorado) — on est alors « Diplomate ICAK » —, il faut justifier, d'une part, d'au moins 300 heures de cours avec un professeur diplômé ICAK (et naturellement aussi diplômé en chiropractic) et, d'autre part, d'au moins 5 000 heures d'expérience pratique...

Pour en revenir au phénomène curieux sur lequel repose la « therapy localization », c'est-à-dire l'action spectaculaire indéniable constatée par le patient lui-même lorsqu'il applique simplement ses doigts, sans appuyer, sur l'emplacement que lui indique le chiropractor, la question se pose de savoir pour quelles raisons un geste aussi anodin, dans lequel n'entre en jeu aucune force spéciale puisqu'il s'agit en fait d'un attouchement léger, peut entraîner de telles conséquences et elle n'a toujours pas reçu de réponse scientifique irréfutable. On en est encore au stade des hypothèses.

Pour les uns, il s'agit là d'une démonstration supplémentaire de l'existence d'un champ électromagnétique, avec des zones positives et négatives, englobant l'ensemble de notre corps, qui a été mis en évidence par les photographies du fameux « effet Kirlian »[1]. Ils expliquent que les doigts ajoutent ou enlèvent de l'énergie électrique en étant en contact avec un point donné de la peau et, pour prouver la réalité de cette énergie, ils signalent qu'on peut l'accroître — ou plutôt faciliter son passage — en mouillant les doigts du sujet et rappellent qu'elle se transmet par fil électrique, exactement comme n'importe quel courant, ainsi que l'a établi l'expérience suivante : une électrode est placée sur la peau au point voulu ; elle est reliée à une autre électrode que doit tenir le patient : tant qu'il ne la prend pas dans sa main, aucun changement n'intervient dans la résistance contrôlée par test manuel ; dès qu'il la saisit, les réactions sont identiques à celles que l'on observe normalement. Ils font remarquer également que si un patient garde trop longtemps ses doigts en contact avec le point indiqué, la réaction se modifie, comme si son énergie s'était déchargée, ajoutant que celle-ci revient après quelques instants. Ils signalent enfin que c'est afin d'éviter toute erreur que pourrait entraîner un contact fortuit entre un point actif et les doigts du patient qu'on demande à ce dernier de ne pas mettre les mains sur son corps pendant l'examen.

Pour les autres, le facteur déterminant de cette technique est de nature neurologique : seuls les nerfs et leur réseau compliqué, avec des relais et des connexions situés dans la colonne vertébrale — l' « arbre de vie » — interviennent et font que les muscles sont « forts » ou « faibles ». Cependant, étant donné que l'influx nerveux est le plus souvent assimilé à un courant électrique, on en revient en quelque sorte à l'hypothèse précédente...

Et, du même coup, l'explication couramment avancée sur le rôle de l'AK prend tout son relief. La voici : notre système nerveux a des centres fonctionnant comme des fusibles électriques qui coupent le circuit en cas de danger ; quand un incident se produit ou qu'une activité trop grande ou trop petite d'un muscle ou d'un organe se manifeste, le

1. Voir le chapitre XI du tome II de *Nos grand-mères savaient... (Les cadeaux du ciel et de la terre.)*

mécanisme de protection entre en jeu pour couper le circuit alimentant le muscle ou l'organe ; d'où l'apparition, à plus ou moins longue échéance, de désordres organiques dont on doit découvrir l'origine si l'on veut les réparer — ce que permet précisément de faire l'AK, qui cède ensuite la place à la chiropractic traditionnelle qui, elle, prendra en charge la réparation.

Les os du crâne bougent

Voilà donc, résumé aussi sommairement que possible, ce qui constitue les principes de base de l'AK. Mais son créateur George J. Goodheart Jr. a travaillé inlassablement à l'améliorer en lui apportant de précieux compléments empruntés à d'autres disciplines avec lesquelles elle a d'évidents points de rencontre, donnant à son enseignement un ton général bien fait pour dérouter les esprits formés dans les moules de la vieille Europe car là où nous nous serions attachés à analyser, à décortiquer à l'infini afin de mieux séparer ce qui pourtant présente un air de famille, il s'est surtout préoccupé d'opérer de larges synthèses et de simplifier pour fournir des règles pratiques facilement applicables pour le plus grand bien des patients.

Sans pouvoir entrer dans le détail faute de place, j'en citerai quelques exemples. Le plus typique concerne l'acupuncture qu'il débarrasse de tout son bagage philosophique et ésotérique[1] pour ne garder que les principes essentiels dont il facilite la compréhension et l'assimilation grâce à des formules mnémotechniques astucieusement élaborées. « Dans un temps relativement court, commente David S. Walther, celui qui applique l'AK comprend le système des méridiens et son utilisation » ; d'autant plus aisément que l'observation lui a permis de constater que les zones privilégiées de la « therapy localization » et les points principaux des méridiens se confondent souvent et qu'il y a

1. Voir le chapitre I du tome I de *Tous les espoirs de guérir.*

similitude de conception entre la circulation de l'énergie chère à la pensée médicale chinoise et la circulation de l' « influx nerveux » mise en avant par la chiropractic. L'interpénétration entre les deux disciplines est encore favorisée par le fait que l'AK permet de trouver facilement quel méridien est trop actif et quel autre ne l'est pas assez, ce qui ne laisse pas d'être déroutant pour les acupuncteurs traditionnels tributaires du système compliqué des pouls et des points...

Autre exemple : après la découverte par le Major B. DeJarnette d'une ligne spéciale — comparable aux méridiens — située de chaque côté de la tête et l'étude de cette particularité par M. L. Rees, chiropractor de Sedan (Kansas), Goodheart a mis au premier stade des démarches de l'AK un examen qui a le double avantage de ne demander que quelques instants et de donner immédiatement une série de renseignements permettant de supprimer un certain nombre de tests manuels, d'où un gain de temps appréciable.

Cet examen repose, lui aussi, sur des notions qui nous sont plutôt étrangères comme vous allez en juger. En effet, on a cru longtemps que le crâne était un bloc solide, aux éléments soudés l'un à l'autre, dont la principale mission était de protéger le cerveau. Or, récemment, on a découvert que *les os du crâne bougent avec la respiration* et contrôlent ainsi la production et le mouvement du liquide cérébrospinal qui baigne cerveau et moelle épinière. Il s'agit, bien sûr, de micromouvements synchronisés avec l'inspiration et l'expiration et on pense qu'ils sont en liaison — on n'a pas encore déterminé avec précision comment — avec ladite ligne, baptisée « temporalo-sphénoïdale » en raison de son emplacement sur l'os temporal et l'os sphénoïde, au long de laquelle se trouvent des points de diagnostic qui se transforment en nodules perceptibles au toucher lorsque des organes spécifiques ou des muscles sont en état de dysfonctionnement, les nodules disparaissent totalement dès qu'un traitement approprié a remis les choses en ordre.

La « triade de santé »

Cependant, il semble bien que cet énorme bagage scientifique et pratique ne saurait être exploité valablement sans que soit prise en compte une analyse simple et sensée des conditions dans lesquelles apparaissent et sont traités les problèmes de santé, telle qu'elle est présentée par George J. Goodheart Jr. S'appuyant sur deux réflexions du père de la chiropractic, Daniel David Palmer, qui, dès 1910, écrivait [1] que « les causes déterminantes de la maladie sont le traumatisme, le poison et l'autosuggestion » ou encore que « la maladie peut avoir pour origine ou un accident, ou une intoxication, ou le cerveau », il imagine de rassembler en un triangle équilatéral les trois causes de base des problèmes de santé, chacun des côtés correspondant au physique, chimique et mental, ce qu'il appelle la « triade de santé » qui doit, bien évidemment, être prise en considération lorsque l'on est confronté avec la maladie.

Malheureusement, comme le souligne David S. Walther, la plupart des professionnels de la santé accordent une importance plus grande au côté du triangle qui répond à leur spécialité — ce qui, au demeurant, est normal — mais négligent les deux autres côtés — ce qui l'est beaucoup moins !

Le « physique » accapare l'attention des ostéopathes, des masseurs-kinésithérapeutes, des orthopédistes, des chirurgiens et aussi, cela va de soi, des chiropractors, tous prêts à intervenir avec les moyens qu'ils maîtrisent (élongations, massages, bandages, bistouri, manipulations) pour corriger la cause mécanique de nos ennuis. Le « chimique » est privilégié par les diététiciens, les naturopathes, les nutritionnistes et les médecins qui évoquent, les uns notre nourriture frelatée, les pesticides, les conservateurs et les carences alimentaires, les autres les déficiences vitaminiques, hormonales, hépatiques, etc., ce qui conduit à

1. Dans son livre *The science, art, philosophy of Chiropractic.*

ordonner d'une part des régimes avec des dominantes de céréales, de fruits, de crudités, d'autre part des médicaments qui apportent ce qui fait défaut ou stimulent les glandes et organes paresseux ou fatigués. Le « mental » enfin monopolise l'intérêt des psychiatres, des psychanalystes et des psychologues qui traquent les complexes, fouillent le passé et le présent pour trouver les racines de dépressions, stress et autres troubles liés apparemment au cerveau, d'où l'entrée en jeu de produits tranquillisants, d'électrochoc et de cures de sommeil.

Les aveugles et l'éléphant

Or, les côtés du triangle ont des répercussions les uns sur les autres et il est presque de règle que l'ensemble du triangle soit impliqué dans les affections chroniques. Walther cite plusieurs observations typiques de ce qu'il appelle l' « effet boule de neige » relativement fréquent dans les problèmes de santé. J'en résumerai un : tout part d'une foulure de la cheville qui est mal soignée, ce qui contraint différents muscles — dont nous avons vu tout à l'heure le rôle actif dans la marche — à compenser et à subir des contractions anormales au niveau des jambes, du tronc, des épaules, des bras et du cou, lesquelles entraînent des maux de tête qui disparaissent d'abord après une nuit de repos, puis finissent par s'installer de façon permanente, ce qui perturbe à la fois le travail et le moral du sujet, lequel va commencer à avoir des maux d'estomac qui, ajoutés aux migraines, retentissent sur son caractère, le poussent à se montrer désagréable avec son entourage, ce qui le soumet à un stress de plus en plus mal supporté et le conduit au bord de la dépression. Le tout s'est étendu sur des mois et des mois ; chaque côté du triangle a eu sa part : le « physique », avec la foulure qui n'a pas été soignée correctement, puis les muscles qui en ont subi les effets à distance ; le « chimique », avec les troubles de l'estomac, dus aussi bien aux sédatifs absorbés pour supprimer les maux de tête qu'à une hypersécrétion gastrique consécutive aux mêmes ennuis ; le « mental », avec l'instabilité d'humeur et le psychisme perturbé nécessitant le recours aux calmants et euphorisants. Certes, des résultats ont été obtenus, mais aucun n'a été définitif parce que chacun des thérapeutes consultés était un spécialiste qui s'est « braqué » sur son côté du triangle en oubliant les deux autres... « Cela me fait penser, commente Walther, à l'histoire des trois aveugles qui vont pour la première fois au cirque. Le premier touche la trompe de l'éléphant et décrit l'animal comme « ressemblant à un serpent » ; le suivant touche une patte et le dépeint comme « une bête qui doit ressembler à un arbre » ; et le troisième, qui touche le corps, dit qu'il s'agit d'un animal volumineux qui rappelle une grosse barrique. »

Pour en revenir à l'AK, prétendre qu'elle est le seul et unique moyen de découvrir l'origine précise des ennuis de santé dont nous sommes victimes serait absurde, mais c'est respecter la stricte réalité qu'affirmer qu'elle permet souvent de supprimer des « patraqueries » (douleurs, troubles fonctionnels) avec lesquelles nombre de malheureux ont bien été forcés d'apprendre à vivre puisque personne n'avait été capable de les en débarrasser et cela parce qu'elle sait faire parler le corps qui est, de toute évidence, le mieux placé pour dire la vérité.

Quelle meilleure conclusion peut-on donner à ce chapitre — et à beaucoup d'autres de ce livre ! — que deux pensées, plus profondes qu'elles le paraissent, dont David F. Walther dit qu'elles l'ont soutenu tout au long des années difficiles où il lui a fallu combattre aux côtés de George J. Goodheart Jr. pour faire reconnaître l'AK. Les voici :

- Vous ne pouvez reconnaître ce que vous ne connaissez pas.
- Vous ne connaissez pas ce que vous ne connaissez pas jusqu'à ce que vous connaissiez ce que vous ne connaissiez pas.

VIII

LA CLÉ ALIMENTAIRE

maladies dégénératives
carie dentaire
troubles digestifs
troubles vasculaires
cancer
obésité
diabète
asthme
rhumatisme

J'ai hésité longuement, je l'avoue, avant de revenir sur le problème de l'alimentation que j'ai déjà abordé pour rappeler quelques règles de simple bon sens[1]. Puis la réflexion m'a poussé à conclure qu'il a une importance telle dans la défense ou le rétablissement de notre santé que ce serait faillir à mon rôle d'informateur si je n'essayais pas de vous faire partager ma conviction profonde que c'est nous — et personne d'autre — qui détenons la clé qui ouvre ou ferme la porte à bon nombre de nos maladies puisque nous sommes responsables de notre nourriture et que c'est

1. Voir le chapitre XI de *Nos grand-mères savaient...*

d'elle que dépend le fonctionnement normal de notre organisme.

Pour les avoir entendus chaque fois qu'il m'est arrivé d'aborder la question dans des articles, des débats publics ou avec des amis, je connais par cœur les arguments qui peuvent être avancés pour se déculpabiliser en rejetant cette responsabilité. Je sais donc que nous sommes engagés dans une perpétuelle course contre la montre, que le temps consacré à la cuisine est considéré comme du temps gaspillé ou perdu. Je sais qu'il n'est pas facile de choisir ses aliments lorsqu'on est contraint de manger au restaurant ou à la cantine, que les produits dits biologiques — cultivés sans engrais chimiques ni pesticides ou préparés sans colorants ni conservateurs toxiques — coûtent plus cher que les autres et ne se trouvent pas obligatoirement au premier coin de rue, que tout le monde ne peut avoir son jardin potager ou préparer son pain en le cuisant au four électrique. Je sais que les conserves, les surgelés et les plats tout prêts achetés chez le traiteur épargnent la corvée d'épluchage et la station debout devant le fourneau. Etc.

Le cancer, « une réaction à un état d'alarme »

Je sais que ce sont là des réalités qui font malheureusement partie de notre époque et auxquelles beaucoup d'entre nous se trouvent confrontés. Mais je sais aussi que, dès lors que l'on n'ignore plus les règles idéales qu'il faudrait respecter pour avoir une « santé garantie sur nourriture », il est toujours possible de tenter de s'en rapprocher en corrigeant certaines erreurs aux conséquences bien définies. Par exemple, ainsi que vous le verrez, rien ne nous empêche de réduire notre ration quotidienne de beurre, de consommer davantage de céréales, de modifier le volume de nos repas ou encore d'inclure dans nos menus les éléments indispensables à la bonne marche de la machine humaine qui font défaut aujourd'hui à notre alimentation.

Toutefois, dans un domaine où fleurissent trop souvent la

fantaisie et l'incompétence, il faut avoir la chance de tomber sur un bon guide. Cette chance, je l'ai eue et j'aimerais vous en faire profiter en vous faisant connaître — si vous l'ignorez encore malgré le remarquable ouvrage *Soyez bien dans votre assiette jusqu'à 80 ans et plus* [1] qu'elle a publié il y a quelques années — le Dr Catherine Kousmine dont on peut dire, sans exagérer ou risquer de porter ombrage à ses collègues, qu'elle est une des meilleures diététiciennes actuelles car elle a l'avantage sur eux d'avoir su conjuguer harmonieusement ses travaux de laboratoire et l'exercice de sa profession de médecin généraliste.

Je l'ai rencontrée pour la première fois vers la fin des années 50 à l'occasion d'une conférence qu'elle donnait à Paris. Mon enquête sur les thérapeutiques non officielles était alors en cours dans un hebdomadaire parisien et plusieurs lecteurs — suisses comme elle, et qu'elle avait soignés — m'ayant signalé qu'elle avait une conception plutôt non conformiste de la médecine, j'avais pris contact avec elle et elle m'avait convié à venir l'entendre. L'auditoire, en dehors de moi, était composé de médecins et je vous laisse imaginer quelles ont été les réactions — ce qu'on désigne par « mouvements divers » dans les comptes rendus des débats parlementaires — lorsque le Dr Kousmine déclara en substance que le cancer était un mal nécessaire, un mécanisme de défense de l'organisme, autrement dit que « la formation de tumeurs cancéreuses, qui survient chez le quart des populations des pays industrialisés, ne serait pas un phénomène aberrant, incompréhensible et gratuit, mais une réaction à un état d'alarme ». Le fait qu'elle ait insisté ensuite sur le rôle capital d'une alimentation défectueuse dans le déclenchement d'un tel mécanisme ne modifia en rien l'opinion de ses confrères — dont on sait que les notions de diététique se bornent généralement à interdire ou limiter les sauces, le pain, le sel, le chocolat, etc., selon les troubles affectant

1. Tchou, éditeur, Paris.

leur patient — et lesdits confrères repartirent chez eux la conscience tranquille, confirmés dans leur conviction qu'il n'y a que des illuminés pour vouloir s'écarter de la ligne officielle tant dans les hypothèses de recherches que dans les techniques de soin !

C'est ce soir-là, avant de nous mettre d'accord sur les conditions dans lesquelles je pourrais, sans risquer de lui nuire, faire état dans mon enquête de ses travaux lorsque ceux-ci auraient franchi de nouvelles étapes, que le Dr Kousmine me fit connaître le pharmacien-biologiste qui prenait une part active à ses recherches, Jean-Pierre Gaillard. Je le revis par la suite et nous avions tant de goûts communs — sur la littérature, les vins, la musique, l'humour, la montagne, les fleurs — que ce ne fut plus seulement pour parler alimentation et thérapeutique que nos rencontres se multiplièrent. Aussi est-ce à lui et à sa femme, avec qui, en compagnie de la mienne, nous avions partagé tant de moments de joie et de bonheur en écoutant Mozart ou en parcourant sac au dos les Alpes ou les volcans d'Auvergne, que j'ai dédié *Nos grand-mères savaient...*, comme, sept ans plus tard — après qu'il nous eut quittés, victime d'un infarctus —, le Dr Kousmine devait lui rendre un hommage mérité en inscrivant sur la page de garde de son livre : « In Memoriam. Cet ouvrage est dédié à la mémoire de Jean-Pierre Gaillard, mon fidèle collaborateur. »

De l'évocation de ces souvenirs, vous aurez certainement déduit pourquoi le Dr Kousmine est devenue notre guide en diététique pour ma femme et moi. À travers notre ami Jean-Pierre, nous sommes en effet depuis longtemps au courant du sérieux et de l'importance de ses recherches ; nous avons eu la chance d'être en mesure de prendre connaissance des cours de nutrition qu'elle donnait chaque semaine et nous savons, grâce à de nombreux exemples, à quel point le fait de modifier l'alimentation d'un malade dans le sens d'un retour à la nourriture normale et saine de nos ancêtres peut avoir une influence rapide et spectaculaire sur son état. En somme, nous avons eu le privilège de vivre, directement ou par personnes interposées, les préceptes qui font la valeur de son livre avant même que celui-ci soit publié, donc d'avoir pu en apprécier les bienfaits, et c'est pourquoi j'ai affirmé au début de ce chapitre ma conviction que la vraie clé de notre santé se trouve d'abord et avant tout dans la façon de nous nourrir.

« *Esprit de système* » *et* « *vent de folie* »

Puisqu'il est loisible pour chacun de se reporter à cette somme vraiment exceptionnelle car elle constitue sans aucun doute l'approche la plus complète, la plus simple en même temps que la plus rigoureuse sur le plan scientifique et médical qu'on puisse trouver d'un problème vital au sens propre du mot, je m'en tiendrai aux lignes essentielles — celles que j'ai suivies fidèlement depuis un quart de siècle —, laissant au lecteur qui souhaite être totalement informé le plaisir de découvrir, exposé clairement par le Dr Kousmine, tout ce qu'il faut savoir sur la chimie des aliments, les enzymes, l'équilibre acido-basique, les vitamines, les oligo-éléments.

Mais, auparavant, je voudrais ouvrir une parenthèse pour faire quelques observations sur la question si controversée des différents systèmes nutritionnels qui se partagent les faveurs des fervents des régimes — un peu d'ailleurs, il faut bien l'avouer, comme les lions, les hyènes et les vautours se partagent une proie, c'est-à-dire sans aménité ni pitié ! Dans mes *grand-mères*, je n'avais fait que mentionner ces théories dont certaines règles semblent bizarres aux profanes ou sacrilèges aux fidèles des chapelles concurrentes, persuadé que j'étais que, s'il était permis d'avoir des doutes quant à leur bien-fondé, elles avaient au moins pour elles l'avantage de ne pas comporter de trop graves conséquences pour leurs adeptes. Puis, ayant par hasard croisé dans le salon d'attente d'un ami médecin une sorte de morte vivante dont ce dernier me confia qu'il s'agissait là d'un exemple type des ravages auxquels pouvaient conduire des années d'application aveugle de techniques alimentaires plus ou moins farfelues, j'ai commencé à m'interroger sur leur innocuité, d'autant que mon ami me précisa que de tels cas sont plus fréquents qu'il l'imaginait lui-même. Ce que me confirma plus tard le courageux ouvrage d'un naturopathe, Robert Masson [1], qui a estimé qu'il était grand temps de lancer un cri d'alarme contre les excès commis au nom de la nature en débarrassant la naturopathie « de son mysticisme, de ses dogmes, de ses schématisations à outrance ».

« Oui, écrit-il, l'esprit de système s'est installé dans les méthodes naturelles de guérison, un vent de folie souffle et menace de détruire le crédit de la médecine naturelle », précisant qu'en ce qui le concerne il « n'a pas d'autre but que de dénoncer ces folles aberrations thérapeutiques et nutritionnelles et d'essayer, à la lumière de ses observations en clientèle, d'introduire un peu de sagesse dans la plus belle, la plus éternelle des médecines : la médecine naturelle ». Il signale, avec exemples à l'appui, les ennuis résultant de l'usage abusif ou mal approprié d'aliments qui sont pourtant l'objet de la louange quasi générale ; sont pris notamment dans son collimateur, l'ail qui peut mener à la syncope, le jus de citron qui dévitalise, l'association miel-vinaigre qui fabrique des troubles digestifs comme le fait aussi le jus de carotte, etc. Surtout, il se pose une question que nombre d'entre vous se sont sûrement posée, à savoir « Où est la vérité à travers les systèmes diététiques contradictoires ? » et il y apporte une réponse marquée au coin du bon sens — un coin trop peu utilisé aujourd'hui. Laissons-lui la parole :

« Entre la MACROBIOTIQUE préconisant une alimentation à base de céréales et les partisans de l'alimentation spécifique et naturelle excluant au maximum les céréales. Entre les FRUGIVORES conseillant une alimentation à base de fruits et les pratiquants de la macrobiotique les excluant presque

1. *Folie et sagesse des médecines naturelles*, Editions Albin Michel, Paris.

totalement. Entre les VÉGÉTALIENS (végétariens stricts) supprimant non seulement la viande mais aussi les fromages et les œufs et les VÉGÉTARIENS supprimant seulement les viandes et gardant de petites quantités de fromages et d'œufs. Entre les CRUDIVORISTES excluant tout ce qui se mange cuit (pain, pâtes, riz, pommes de terre) et acceptant seulement ce qui peut se manger cru (viande, poisson, œufs, fromage, oléagineux, fruits, légumes crus) et les autres tendances végétariennes-végétaliennes admettant de former une partie de l'alimentation avec des aliments cuits. Entre les CARTONIENS qui préconisent à un même repas une alimentation naturelle mais très variée et les SHELTONIENS qui, à un même repas, préconisent une alimentation naturelle mais dissociée, il y a de quoi s'y perdre et la plupart s'y perdent. Aussi allons-nous essayer de dégager un peu de lumière dans tout ce fatras.

« Si l'on regarde toutes les méthodes, on s'aperçoit que, malgré des divergences profondes, il se dégage des points communs admis par tous :

« *La non-dénaturation de l'aliment :* Il ne faut rien soustraire à l'aliment car on le déséquilibre et non seulement les éléments soustraits font défaut (vitamines, oligo-éléments, minéraux, cellulose, etc.), mais les éléments restants deviennent plus difficiles à digérer et à assimiler. De plus, il ne faut rien ajouter aux aliments car les additifs chimiques, synthétiques, ne peuvent être métabolisés correctement puisque aucune chaîne métabolique n'est biologiquement prévue dans l'organisme pour ces additifs synthétiques…

« *La mesure alimentaire :* Tous les chefs d'école admettent que la réduction quantitative est essentielle dans la prévention des maladies digestives, articulaires, cardio-vasculaires, etc., en un mot dans la prévention des maladies chroniques. Tous admettent aussi que la réduction alimentaire est le facteur essentiel pour une grande longévité active.

« *L'équilibre alimentaire :* Tous l'estiment indispensable car aucun aliment n'apporte absolument tout ce qui est nécessaire à la vie et à la vitalité, d'où la nécessité d'une alimentation variée.

« Voici donc les grandes clés admises par tous : *alimentation : naturelle-mesurée-équilibrée.* Sortis de ces notions fondamentales, tous les systèmes suppressifs ou exclusifs sont nuisibles » — ce que démontrent, en fin d'ouvrage, des illustrations aussi parlantes que la vision de cette jeune femme, véritable morte vivante, qui m'avait révélé les méfaits du fanatisme en alimentation [1].

Les maladies dégénératives dites « de civilisation »

Les trois grandes vérités diététiques si clairement mises en évidence par Robert Masson, nous allons les retrouver à travers les lignes primordiales de l'enseignement du Dr Kousmine. Pour cette diététicienne doublée d'un médecin praticien — née en 1904, lauréate de l'Université de Lausanne en 1928, elle exerce depuis 1934 —, « l'homme s'est placé dans des conditions inacceptables pour lui, car sa capacité d'adaptation, comme celle de tous les êtres vivants, est limitée » et il est victime de la civilisation qu'il a créée.

« L'homme, explique-t-elle, a appris à conserver les aliments et a ainsi fait disparaître les famines, en particulier printanières, dues à la mauvaise soudure entre les récoltes. Il a développé les moyens de transport et supprimé les disettes causées par les intempéries, les sécheresses, les inondations et autres fléaux naturels. Il est aujourd'hui installé, du moins dans nos pays occidentaux, dans un confort alimentaire quantitatif inconnu jadis. Mais voilà qu'au cours de cette évolution si favorable pour lui sont peu à peu apparues depuis près d'un siècle des maladies nouvelles toujours plus nombreuses. Jadis rares ou inconnues, ces maladies étaient souvent réservées aux personnes

1. Robert Masson a même créé le mot « idéomalnutri » pour désigner ce type d'individu victime de dénutrition par idéal.

âgées ou, très curieusement, aux classes aisées. Appelées dégénératives, ces maladies minent actuellement la santé d'individus de plus en plus nombreux et de plus en plus jeunes. Elles sont chroniques, souvent invalidantes. Elles couvent longtemps sans gêner le malade, puis éclosent, parfois brusquement et de façon catastrophique. »

Le tableau que le Dr Kousmine dresse de ces maladies dégénératives est saisissant. La plus répandue et la plus précoce d'entre elles est la carie dentaire ; suivent les troubles digestifs, les troubles allergiques ou d'hypersensibilité avec leurs manifestations variées (eczéma, urticaire, rhume des foins, asthme, rhumatisme), les troubles vasculaires (varices, artérites, artériosclérose), métaboliques et glandulaires (obésité, diabète), les maladies tumorales (cancer), les affections dégénératives du système nerveux (maladie de Parkinson et sclérose en plaques, entre autres) ; enfin la fréquence croissante des malformations diverses, dues à un affaiblissement du matériel génétique transmis aux enfants et la stérilité de certains couples.

« Qui d'entre nous, demande la diététicienne suisse, peut aujourd'hui se prévaloir de n'être atteint d'aucune de ces maladies dégénératives, dites de civilisation ? (...) Pourquoi en est-il ainsi ? Pourquoi cela empire-t-il ? Pourquoi la majorité des jeunes Américains morts à la guerre de Corée (1952), entre 23 et 26 ans, et plus des trois quarts des soldats américains tombés au Viêt-nam (leur moyenne d'âge était de 22 ans) ont-ils été trouvés si prématurément et, pour une part, si gravement artérioscléreux ? (L'artériosclérose coronaire et cérébrale avait, chez 15 % d'entre eux, diminué le calibre des artères de plus de la moitié !) Pourquoi des enfants de 15 ans et moins meurent-ils brusquement, comme des adultes de 40 à 60 ans, d'infarctus du myocarde [1] ? Pourquoi ouvre-t-on, dans les

1. Les rubriques de faits divers signalent, en effet, régulièrement la mort d'enfants et d'adolescents au cours d'épreuves sportives — course à pied, rencontres de natation ou de football — ou de leçons de gymnastique, c'est-à-dire d'accidents en public ; mais il faut hélas ! ajouter tous ceux qui se produisent sans connaître cette publicité...

grandes villes, des hôpitaux spécialisés pour enfants cancéreux, alors qu'au début du siècle, l'enfant cancéreux était rare ?

« Nous sommes pratiquement tous touchés. Les maladies dégénératives se rencontrent de nos jours, sous une forme ou une autre, dans toutes les classes sociales ; chez le paysan comme chez le citadin, chez l'ouvrier comme chez le directeur de banque. La cause doit donc logiquement en être recherchée dans des facteurs qui nous concernent tous, indépendamment de notre milieu, campagnard ou urbain, de notre profession, sédentaire ou non...

« Il n'y a guère que la modification des mœurs alimentaires qui nous touche tous, quel que soit le milieu auquel nous appartenions et où que nous vivions. Il est donc légitime de se demander s'il n'y a pas un rapport de cause à effet entre notre alimentation moderne et cette inquiétante et récente évolution qui est intervenue progressivement au cours des 100 à 150 dernières années. On est en droit de se poser la question : n'avons-nous pas tous inconsciemment modifié quelque chose d'essentiel dans la façon de nous nourrir et entraîné par là cette péjoration considérable de notre santé ? Autrement dit, n'y a-t-il pas eu récemment une faille dans la fidèle transmission des traditions alimentaires millénaires ? Quand, où, sous quelles influences cela s'est-il passé ? Cet état de choses est-il réversible ? »

La route, le rail et les dents

Un dentiste américain, Weston A. Price, fut un des premiers à s'intéresser à ce problème. A la fin du siècle dernier, il est frappé par la détérioration rapide de la denture chez ses compatriotes, phénomène d'autant plus étonnant qu'il est généralisé et que les fouilles préhistoriques ont prouvé que les dents sont capables de résister pendant des milliers d'années à toutes sortes d'action corrosives. Il décide donc de fermer son cabinet et d'établir la cause de la carie dentaire en parcourant le monde à la recherche de dentures impeccables parmi les peuples les plus divers. Pendant plusieurs années, il visite les Esquimaux du Nord américain, les Indiens du Canada, les Noirs d'Afrique, les Australiens, les Maoris de Nouvelle-Zélande, les Papous de Mélanésie, les habitants des îles isolées d'Angleterre et ceux des hautes vallées alpestres de Suisse. Et, partout, il fait la même constatation : tant que les peuplades primitives, vivant isolées, sont restées fidèles à leurs habitudes alimentaires ancestrales, tirant leur subsistance de la pêche, de la chasse, de la récolte de fruits sauvages et d'algues marines, ou de la culture du sol et de l'élevage du bétail, elles présentent, sous toutes les latitudes, des dents superbes et un état de santé remarquable ; mais dès qu'une route a été faite, une ligne de chemin de fer ouverte, dès que le trafic a été facilité, que l'épicier et le boulanger se sont installés au village, la denture des indigènes s'est altérée en même temps que leur santé.

Les faits parlent d'eux-mêmes : chez les enfants nés avant la construction de la route, il trouve des arcades dentaires bien formées et les dents bien plantées ; chez les frères et sœurs nés plus tard — ayant donc la même hérédité mais soumis à une alimentation différente —, les arcades sont rétrécies, l'implantation dentaire est devenue irrégulière, les dents supérieures ne correspondent plus aux dents inférieures, ce qui rend la mastication difficile et imparfaite ; des caries dentaires sont apparues ainsi qu'une inflammation des gencives, entraînant le déchaussement et la chute des dents. Il remarque d'ailleurs que plus la route est récente, moins les dégâts sont importants.

« De l'étude de Price, dit le Dr Kousmine, il ressort que deux faits très importants sont venus, au XIXe siècle, modifier les traditions alimentaires. Le premier a été la mise à la portée de tous du sucre blanc ; le deuxième le remplacement progressif des vieux moulins à main, à vent et à eau par les meuneries modernes. »

Jusqu'aux guerres napoléoniennes, il n'y avait sur le marché européen que du sucre de canne importé des tropiques, donc cher ; mais le blocus continental en interrompit le trafic et Napoléon encouragea donc la production du sucre que des chimistes allemands avaient extrait de la betterave. Toutefois ce produit, s'il n'était pas plus raffiné que ne l'était normalement alors le sucre de canne, se révéla difficilement consommable en raison de son goût désagréable ; il fallut le purifier jusqu'à l'obtention du beau sucre blanc que nous connaissons. « Mais lors de ces purifications successives, souligne le Dr Kousmine, toutes les substances minérales, toutes les vitamines qui accompagnent le sucre et en permettent l'emploi par la plante, furent éliminées. On obtint une substance chimiquement pure, donc morte, d'un goût certes agréable, mais uniquement porteuse de ce qu'on nomme aujourd'hui des calories vides. »

L'avènement des grandes meuneries allait, de son côté, provoquer sensiblement le même phénomène pour le pain ; dès lors qu'il devint facile de produire de la farine blanche, on remplaça le pain grossier et noir, fait de farine complète, par du pain blanc qui avait été longtemps réservé aux riches et de ce fait était le symbole de l'aisance et du bonheur — pensez à l'expression « manger son pain blanc le premier » qu'on emploie pour évoquer une vie d'abord facile et opulente ! Mais en blutant la farine, on la prive de ses meilleurs éléments (sels minéraux, oligo-éléments, vitamines) et l'homme perd ainsi environ 70 % des substances les plus précieuses contenues dans les céréales.

Commentaire du Dr Kousmine : « L'usage du sucre raffiné et de la farine blanche [1] a remplacé l'harmonie fort complexe d'une nourriture naturelle, par la pauvreté d'une nourriture chimiquement trop pure, privée de facteurs vitaux importants. Price arrive à la conclusion qu'une telle pratique abaissait jusqu'à dix fois la teneur de la nourriture de l'homme civilisé en certaines vitamines indispensables. Cela permet de vivre, mais non d'être bien portant, ni de

1. Le Dr Ropars y ajoute le sel blanc, auquel il recommande de toujours préférer le sel gris, récolté par l'évaporation de l'eau de mer, cela bien évidemment pour des raisons identiques...

transmettre aux enfants, avant leur naissance, un capital santé intact. »

Vieux cadavres de graines dévitalisées

Notre diététicienne-médecin attire également l'attention sur une autre faute aussi grave que celles évoquées par Price mais dont on ne parle pratiquement pas : personne ne se préoccupe aujourd'hui de savoir combien de temps s'est écoulé entre le moment où le grain de blé a été moulu et celui où la farine ainsi obtenue a été utilisée pour la confection du pain, de la semoule ou des pâtes que nous mangeons. Or, si le grain de blé conserve toutes ses qualités tant qu'il est intact, il les perd en huit à quatorze jours lorsqu'il est écrasé, ses éléments les plus instables, mais aussi les plus précieux pour nous, s'altérant progressivement à l'air [1] ; *se nourrir de farine fraîchement moulue est donc un impératif pour le maintien de la santé.* Les Romains le savaient déjà, qui équipaient leurs armées en campagne d'une meule par cohorte afin de moudre chaque jour la ration de blé et de millet (750 g environ) prévue par soldat ; nos ancêtres aussi, pour qui porter le blé au moulin ou le moudre chez eux faisait partie des tâches habituelles ; et le savent, aujourd'hui à travers le monde, les populations dont les céréales constituent la base alimentaire et où les femmes, comme celles d'Afrique noire, pilent chaque matin la ration familiale pour la journée.

Quant à nous, civilisés, voici quel est notre lot décrit par le Dr Kousmine : « Il est de règle que trois semaines séparent le moment où la farine est produite et celui de la confection du pain. Des semaines et des mois s'écoulent entre le polissage du riz et sa consommation, entre l'instant où le grain de blé ou d'avoine est écrasé et celui où nous mangeons la semoule, les pâtes ou les flocons qui en

1. Exactement comme le fait, de façon beaucoup plus visible, une pomme de terre ou une pomme que l'on coupe en deux.

dérivent [1]. Nous acceptons ainsi de nous nourrir de vieux cadavres de graines dévitalisées. Une expérience de laboratoire est venue démontrer la perte dans la farine de facteurs vitaux importants. Il est aisé d'élever de jeunes rats avec du blé en grains ou fraîchement moulu. Si cependant la farine est vieille de six semaines, ces animaux se développent mal et restent chétifs : des facteurs vitaux importants ont donc disparu par le vieillissement. Il est de même impossible d'élever des poussins en leur donnant de la vieille farine. »

A ces premières déviations alimentaires sont venues s'en ajouter d'autres qui touchent plus particulièrement les matières grasses. A propos de la margarine, inventée en 1904, notre diététicienne souligne qu'elle est produite « à partir de corps gras de consommation difficile », la matière première étant soit des huiles végétales (coprah), soit des huiles provenant d'animaux marins (baleines), dont il faut modifier, pour les unes et pour les autres, odeur et saveur par un traitement à haute température (200°). « Pour obtenir une margarine, dit-elle, il faut par exemple malaxer ces graisses avec 16 % d'eau, leur ajouter des substances chimiques, qui les parfument et les colorent de façon plaisante. Il s'agit donc de produits artificiels, qui n'ont de végétal que le point de départ et le nom. Leur composition chimique s'écarte de celle des corps gras qu'on trouve dans la nature. »

Elle signale également que les huiles alimentaires traditionnelles — crues et naturelles — se sont transformées en même temps que la technique d'extraction : on s'est rendu compte en effet que la pression à froid entraînait un gaspillage considérable puisqu'elle ne permettait de recueillir que la moitié environ des huiles contenues dans les graines, ce qui a conduit à pratiquer la pression à chaud

1. « Cela n'est pas mentionné sur les emballages, note-t-elle ; aucun consommateur ne s'y intéresse. Personne ne pose de questions. » Et si nous commencions à en poser et à nous intéresser aux dates pour exiger qu'elles figurent sur les paquets qui nous sont vendus ? Ne serait-ce pas une belle campagne à entreprendre pour l'Institut National de Consommation qui s'intéresse à tant d'éléments de notre vie quotidienne ?

(de 160 à 200°) qui donne un rendement double. Conclusion du Dr Kousmine : « L'introduction de plus en plus large des graisses artificielles dans notre alimentation, l'extraction des huiles végétales à chaud et leur raffinement poussé ont, à nouveau, modifié de façon importante nos traditions alimentaires. »

Un dernier facteur s'ajoute enfin à cette énumération : la consommation abusive de beurre qu'elle dénonce, exemples évocateurs à l'appui. Jadis, produit de luxe n'apparaissant qu'une ou deux fois par semaine sur la table de la majorité des gens, il est devenu produit courant consommé pratiquement à tous les repas. « La ration quotidienne, déclare-t-elle, varie, selon les individus, de 10 à 200 grammes, mais tous — celui qui en consomme 10 grammes comme celui qui en consomme 200 — sont persuadés qu'ils se nourrissent « normalement ». Or, si 10, 20 ou 30 grammes de beurre par jour sont peut-être parfaitement tolérés, plus de 50, 100 à 200 grammes par jour occasionnent ou favorisent des troubles graves de la santé, précisément de ceux que nous groupons sous le nom de « maladies dégénératives ». Elle ajoute qu'une cuisine faite uniquement au beurre n'est pas une cuisine idéale, que « le beurre est une graisse prévue par la nature non point pour nous, mais pour le veau » qui doit accomplir en six mois une performance qui consiste à passer à l'état d'un nouveau-né pesant 35 kg à celui d'un animal indépendant de 225 à 250 kg capable d'aller chercher seul sa nourriture dans le pré ; « le veau, dit-elle, consomme jusqu'à 400 g de beurre par jour », toutefois il est sevré à six mois — et c'est là un point capital à retenir — il « ne recevra jamais plus de lait, donc de beurre ».

« *Pas de...* » *ou* « *peu de...* »

Nous voici donc fixés sur les erreurs les plus courantes que nous commettons quotidiennement dans notre façon de nous nourrir : aliments trop raffinés, souvent trop vieux, privés de facteurs vitaux, absence de céréales à l'état de graines complètes et vivantes, surabondance de corps gras inadéquats, à quoi il faut ajouter la plupart du temps excès de viande. « Faire des erreurs est humain, constate le Dr Kousmine, mais il est tout aussi humain de les reconnaître et de les corriger. » Ce qu'elle nous encourage à faire en nous donnant le conseil suivant : « Si nous désirons rester bien portants, il est indispensable de devenir plus sobres, de modifier le rapport entre les catalyseurs (vitamines, oligo-éléments) et les calories (sucres, graisses) en faveur des premiers et de réintroduire dans nos habitudes un effort physique minimum de sept heures par semaine sous forme de sport, de préférence en plein air » et en proposant à ses patients « un type d'alimentation qui s'inspire de celui des paysans du siècle passé, lorsque les maladies dégénératives — dites de civilisation — étaient encore rares parmi eux. Il sera d'observance stricte lorsqu'il s'agira d'éliminer ou d'atténuer rapidement des désordres dégénératifs majeurs. Il sera plus large — les « pas de... » étant remplacés par des « peu de... » — pour ceux qui, peu atteints, désirent s'assurer néanmoins d'une santé meilleure. »

En premier lieu viennent ses « règles générales pour les malades » qui tiennent en quelques lignes : « Pas d'œufs cuisinés (omelettes grasses, mayonnaise, cakes, etc.). Pas de chocolat. Pas de graisses solides (beurre compris). Pas d'alcool — ni tabac ni épices fortes. Lait écrémé. Peu de sucre et de sel. Seuls corps gras permis et indispensables : par vingt-quatre heures, une à deux cuillerées à soupe d'huiles pressées à froid, à consommer crues dans les aliments (tournesol, arachide, germe de blé). »

Elle complète ces directives par des menus types : à midi, des légumes crus en salades panachées, additionnées d'huiles vierges et de jus de citron ou de vinaigre de pomme ; des légumes et des pommes de terre cuits à la vapeur le moins longtemps possible ; du foie, de la viande (pas tous les jours) et du poisson maigre ; des fruits (bananes, framboises, fraises, poires, pêches, etc., selon la saison). « Mais, insiste-t-elle, ce qui est le plus important et totalement négligé par nos populations qui en ont perdu l'habitude, c'est de consommer *tous les jours* une bonne ration de céréales complètes (ou demi-complètes, celles-ci, dans certains cas, étant plus faciles à digérer), entières ou concassées ou fraîchement moulues, cuites en potages ou plats sous forme de bouillies ou de biftecks (au choix : blé, seigle, avoine, orge, millet, maïs, sarrasin ou riz complet ou demi-complet) » ; le soir : repas léger, sans viande, conçu selon les mêmes principes que celui de midi et pris le plus tôt possible afin que le travail de la digestion se fasse avant le sommeil ; à noter qu'il faut l'alléger encore à partir de cinquante ans.

A quoi s'ajoutent des commentaires importants pour la compréhension et la conduite de ce qu'elle qualifie de « réforme alimentaire », terme effectivement mieux approprié que le mot « régime » pour désigner les modifications qu'elle suggère. Ainsi, elle insiste sur le fait que les huiles et les céréales ne soient pas des « cadavres dévitalisés ». « Certains industriels, rappelle-t-elle, prétendent qu'entre les huiles pressées à chaud et celles pressées à froid, la seule différence est le prix. N'en croyez rien (...) La différence entre les deux structures, avant et après chauffage, est analogue (...) à la transformation physique que subirait un pull-over de belle laine qui serait cuit [1] dans l'eau pendant une heure : il garderait son poids, peut-être sa couleur, mais essayez de le mettre ! »

Ainsi parlait Parmentier...

Pour les céréales, on rencontre les mêmes controverses. Le pharmacien militaire Parmentier — dont le nom est passé à la postérité et sur les menus en tant que propagateur de la pomme de terre — fut un des premiers à affirmer que « les substances corticales et cellulosiques des plantes n'ont pas

1. Dans la partie francophone de la Suisse, « cuire » correspond à « bouillir » en France.

été destinées à entrer dans notre alimentation » et à en conclure que « nous ne devons pas les inclure dans la fabrication du pain », idée reprise par ses successeurs qui finirent par décréter que « la prétendue valeur nutritive du son est une légende qui doit disparaître de l'enseignement de la diététique » ; en foi de quoi, c'est le son que l'on fit disparaître par le blutage et la farine devint blanche ; le pain cessa donc d'être « noir » mais il cessa du même coup d'être par excellence la nourriture de l'homme, l'aliment le plus parfait de tous, à tel point que la plupart des religions l'ont mis dans leurs prières et ont conféré au grain un caractère sacré.

« Le grain de la céréale, déclare un spécialiste de la nutrition, est quelque chose de tout à fait unique. Les albumines, exprimées en calories, s'y trouvent dans la proportion de 1 à 10 par rapport aux graisses et aux hydrates de carbone, la même que dans le lait. Ainsi le blé est pour l'adulte ce que le lait est pour le nourrisson, c'est-à-dire la nourriture la plus équilibrée et ceci pendant toute la durée de la vie... La valeur du grain de céréale est due au dosage harmonieux des substances nutritives : hydrates de carbone, albumines, sels minéraux, vitamines et oligo-éléments en proportions équilibrées et les plus aptes à maintenir l'homme en vie. »

Piètre consolation : aucun pays dit « civilisé » n'échappe à cet engouement pour une nourriture qui est, en quelque sorte, la marque tangible de la civilisation. Ainsi, à la fin du siècle dernier, Chinois et Japonais remplirent leurs hôpitaux de cardiaques et de paralysés parce qu'ils avaient, eux aussi, sacrifié à ce que l'on pourrait appeler la « mode du blanc » (sucre blanc, farine blanche) en renonçant au riz complet traditionnel pour le remplacer par du riz poli. Ajoutons qu'en 1904, lors de la guerre russo-japonaise, le gouvernement nippon interdit l'usage du riz poli pour les soldats et ordonna le retour au riz complet : la santé ainsi assurée fut un des facteurs qui permirent à la petite armée japonaise de vaincre en dix-huit mois les troupes du colosse russe.

Les méfaits de la saccharidose

Aux controverses sur les huiles pressées à froid ou à chaud, sur le taux de blutage de la farine et le pain blanc, s'ajoutent celles qui concernent le sucre dont on entend affirmer souvent qu'il est un « excellent aliment » ou encore « un aliment d'une valeur exceptionnelle pour l'entretien de l'énergie vitale », alors qu'il est prouvé, comme nous l'avons vu tout à l'heure, que les purifications successives auxquelles il est soumis en font « une substance chimiquement pure, donc morte, porteuse de calories vides » pour reprendre les formules frappantes du Dr Kousmine.

On a tant écrit sur la carie dentaire, notamment à propos du rôle préventif que peut jouer le fluor, qu'il n'est plus nécessaire d'insister sur sa fréquence. Je voudrais cependant soumettre à votre réflexion un certain nombre de citations qui permettent de penser que si le sucre a une action directe néfaste sur les dents en raison des fermentations acides qu'il provoque et si le fluor assure une certaine protection, c'est tout de même, d'abord et avant tout, l'alimentation qui tient une place déterminante dans l'apparition de ce phénomène ainsi que l'ont montré les travaux de Weston Price.

Les premiers textes sont tirés de l'ouvrage du Dr Kousmine[1] : a) on a observé que l'absorption d'eau fluorée « rend chez les jeunes enfants la carie dentaire moins fréquente. A cinq ans, cette protection peut atteindre de 50 à 60 %, mais, malheureusement, ce taux diminue avec l'âge ; il n'est plus que de 20 % à 50 % chez les enfants de huit à dix ans et il diminue encore à l'adolescence. D'après Ch. Leimgruber, en Amérique, le fluor ne fait que retarder l'apparition de la carie. Dix à quinze ans plus tard, les

1. *Op. cit.*

enfants traités en ont autant que les autres » ; b) « Il (Weston Price) nous dit que le retour à l'alimentation saine et équilibrée arrêta la formation de nouvelles caries chez ses malades. Ces travaux ont été repris de nos jours en Allemagne par le dentiste Johann Georg Schnitzer, avec le même résultat. Ceux de mes patients qui ont adopté la nourriture que je préconise ont également pu faire constater par leurs dentistes une stabilisation de leur denture. »

Les citations suivantes sont empruntées à un document qui m'a été communiqué par une lectrice de Provence avec qui j'ai été longtemps en correspondance. Il s'agit d'une « thèse pour le diplôme d'Etat de docteur en chirurgie dentaire » soutenue publiquement le 27 mai 1975 devant l'Académie de Paris par le Dr Davo Koubi et ayant pour titre *Causes et conséquences de la saccharidose.* Ainsi qu'il est de règle dans ce genre de travail, on rassemble dans le minimum de place le maximum de textes d'auteurs divers sur lesquels peut s'appuyer la thèse qu'on a choisi de présenter. Jugez plutôt :

De R. Stephens, dans une revue britannique de 1964, sous le titre « Le dilemme national de la carie dentaire chez les enfants en Grande-Bretagne », ce bilan impressionnant — qui aurait pu, très probablement, avoir sa réplique chez nous : « Sur 9 000 000 d'enfants, 6 000 000 ont des dents cariées. On extrait tous les ans 4 500 000 dents d'enfants qui représentent un poids de 4 tonnes ; on obture tous les ans 7 500 000 dents en utilisant 1,5 tonne d'amalgame, les autres dents malades étant simplement négligées... »

De M. O. Bruker, dans un ouvrage intitulé *Das Krankheitbild Saccharidose-Krank durch Zucker*[1] : « La saccharidose englobe tous les dérangements pathologiques qui proviennent de la consommation de saccharose, c'est-à-dire particulièrement celle de sucre industriel, farine blanche et tous les amidons. Les symtômes n'apparaissent que tardivement, les auteurs parlent d'une règle de vingt ans. »

1. Helf Verlag E. Schwabe — Bad Hombourg, République fédérale allemande.

De J. Léger, dans un article des *Informations dentaires* publié en 1965 : « Les peuples primitifs avaient peu de caries avant l'importation du sucre blanc ; ils en ont eu beaucoup après. Si, par hasard, une partie d'un peuple primitif se met à en consommer et l'autre non, celle-là seule contracte des caries. »

De *Paris-Match* du 25/2/74 : « Des chiffres qui font peur : à 3 ans, 50 % des enfants ont trois dents cariées. A 4 ans, 60 % des enfants ont quatre dents cariées. A 5 ans, 75 % des enfants ont cinq dents cariées. A 6 ans, 90 % des enfants ont six dents cariées. En France, 50 millions de caries non traitées chez les enfants de 14 ans. »

Le Dr Koubi indique encore que : a) en 1955, à San Francisco, sur 12 000 enfants examinés, 720 seulement ont des dents saines ; b) 2 % seulement de la population britannique possèdent une denture intacte ; c) en France, pendant la dernière guerre, contre seulement 13 % d'enfants indemnes de caries en 1942, on atteint 44,8 % en 1945, cela en raison du rationnement de sucre. Il cite enfin ce qu'écrit Hagen dans une revue d'Oslo : « Le sucre détruit les dents aussi sûrement qu'une pierre qu'on lance retombe à terre (...) D'un point de vue purement rationaliste, le problème est donc tout à fait simple : pas de sucre, pas de carie », à quoi s'ajoute ce qu'écrivent Lopez et Camara en 1973 : « L'erreur fondamentale consiste à agir comme si la cavité cariée était l'infection, alors qu'elle n'est que le résultat. Traiter la carie en posant des obturations équivaut à soigner la poliomyélite en fournissant des béquilles. »

La paroi intestinale : une membrane de 43 m²

Avant d'aller plus loin, il est temps, je crois, de revenir sur une notion très importante aux yeux du Dr Kousmine puisqu'elle est à l'origine de son étonnant point de vue sur le cancer « mécanisme de défense » que j'ai cité au début de ce chapitre et à la base même de ses travaux sur la réforme alimentaire. Elle constitue son hypothèse de travail et personne ne peut l'expliquer aussi clairement et simplement qu'elle. Je lui laisse donc la parole :

« Pour comprendre le cheminement de pensée qui m'a guidée, il importe d'abord de prendre conscience du fait que notre vie est conditionnée par l'équilibre entre notre milieu intérieur et ce qui nous entoure. C'est dans notre environnement que nous puisons les substances indispensables à l'entretien de la vie, mais celui-ci comporte également des facteurs qui nous sont néfastes et contre lesquels nous sommes appelés à nous défendre. Quelques-uns de ces éléments sont chimiques ou physiques, d'autres sont vivants (bactéries, virus, parasites) et susceptibles de nous attaquer. *Ces agressions se produisent aux surfaces qui délimitent notre corps et dont l'une des plus importantes est la muqueuse digestive.* Il est essentiel de se rappeler que la couche cellulaire qui revêt la paroi intestinale est extraordinairement mince (...) Dans cette vaste région de notre corps, mesurant une fois déplissée 43 m^2, nous sommes donc mal protégés vis-à-vis du monde extérieur et très fragiles.

« Il est particulièrement important, pour notre santé et notre survie, que cette membrane soit correctement structurée et normalement perméable. Toute augmentation de la perméabilité ou de la porosité de ce revêtement entraînera automatiquement un passage exagéré du contenu intestinal à l'intérieur de notre organisme, contenu qui renferme, outre la nourriture qui nous est indispensable, des substances toxiques, des bactéries, des virus. Pour parer à la fragilité de cette zone, l'organisme la reconstruit tous les deux jours, c'est-à-dire à un rythme qui est le plus rapide de nos tissus (cancer compris). Mais *pour pouvoir construire une membrane normale, il faut que notre corps dispose de matériaux — donc d'aliments — normaux.* »

Je me permets d'ouvrir une courte parenthèse pour signaler que les travaux réalisés par Jean-Pierre Gaillard sur la perméabilité, le vieillissement et la régénération de la muqueuse digestive — travaux qui se sont étalés sur plusieurs années et ont exigé à certaines périodes l'élevage de centaines de souris blanches — ont eu pour prolongement la mise au point d'un remarquable produit pour l'entretien de la peau dont j'ai parlé précédemment [1]. Cette précision donnée, reprenons le fil du raisonnement du Dr Kousmine.

« Avant de gagner la circulation générale, le sang qui provient de l'intestin traverse le foie, où il passe par un réseau capillaire (système porte). La lymphe, recueillie par les chylifères, traverse de même les ganglions lymphatiques. Dans des conditions normales, le sang et la lymphe sont filtrés et désintoxiqués lors de ce passage. Que se passe-t-il lorsque la structure de la muqueuse intestinale est anormale, sa porosité trop grande, le passage des micro-organismes et des substances indésirables trop abondant, le pouvoir de détoxication du foie et le pouvoir filtrant des ganglions, débordés ?

« Mon hypothèse de travail est que, dans la vie actuelle, ces conditions ne sont que trop fréquemment réalisées et entraînent toutes sortes de désordres, dont le cancer. (Notons en passant que les divers cancérigènes, de structures chimiques fort diverses, ont précisément en commun la propriété d'augmenter la perméabilité de nos tissus.) A une submersion anormale par des substances toxiques, virales ou bactériennes, l'organisme répond par des mécanismes de défense destinés à les neutraliser. J'ai émis l'hypothèse que les tumeurs, bénignes d'abord, malignes ensuite, ne sont autre chose qu'une forme particulière de ces mécanismes de défense. »

Cette hypothèse a été pleinement confirmée de façon expérimentale sur des souris blanches et c'est parce qu'elle avait la certitude que « le cancer se forme avec prédilection chez des sujets atteints d'autres maladies dégénératives dont la survenue est liée à des carences alimentaires » et que « ces carences entraînent une détérioration de la fonction et de la flore intestinale susceptibles de jouer un rôle dans la genèse du cancer » que le Dr Kousmine étendit

1. Voir le chapitre XXI du tome II de *Tous les espoirs de guérir.*

à ses cancéreux le traitement qu'elle appliquait à ses patients atteints de maladies dégénératives, cela avec des résultats aussi impressionnants chez les uns que chez les autres ainsi que le démontrent les nombreux cas qu'elle présente dans son livre.

A chacun sa vérité... diététique

Rapprochons de ces propos une information publiée par *L'Impatient*[1] sous le titre « Attaquer le cancer à la racine ». C'est le bilan d'une vaste étude épidémiologique, s'étendant sur 13 années, entreprise au Japon à partir de 1968 sous la direction du professeur Hiriyama. Elle a porté sur 265 000 personnes âgées de plus de 40 ans et son but était d'établir s'il existe une relation entre l'alimentation et la santé en comparant l'état de santé des gens qui consomment régulièrement des légumes verts par rapport à ceux qui n'en consomment pas. Voici les chiffres obtenus : la mortalité générale est de 443 pour 100 000 chez les hommes du premier groupe contre 639 pour 100 000 chez ceux du second groupe et chez les femmes de 246 contre 379, toujours pour 100 000. Il a été constaté également que le cancer tue moins les personnes qui consomment régulièrement des légumes verts que les autres — 10 à 20 % en moins chez les premiers.

On ne possède pas encore l'explication scientifique du phénomène. On avance l'hypothèse selon laquelle les légumes sont riches en carotène que l'organisme transforme en vitamine A considérée comme un élément protecteur contre le cancer — or, le Dr Kousmine souligne que la vitamine A « contrôle la stabilité et la perméabilité des membranes extra et intracellulaire (...) et joue par là un rôle essentiel dans la vie de chaque cellule ».

J'ajouterai encore un élément en faveur de la consommation de légumes — ce qui me donne l'occasion de rendre

1. N° 47, octobre 1981.

hommage à un confrère que je n'ai jamais eu la chance de rencontrer mais dont j'apprécie le métier, le talent, l'érudition et l'humour depuis un demi-siècle, qualités qu'il met désormais au service d'un plaisir qui nous est commun comme la profession, la gastronomie : je veux parler de James de Coquet qui présente parfaitement le problème ainsi [1] : « Les médecins considèrent notre appareil digestif comme une voie de chemin de fer. Ils disent qu'il faut lui donner du ballast, c'est ainsi qu'on appelle les pierres qui maintiennent les traverses de la voie ferrée. Les poules, les dindons et les oies ont le même sentiment. Sans avoir consulté la Faculté, tous ces volatiles bouffent du gravier. Les éléphants préfèrent le sable et les ânes le son. S'il existait une « Sécu » chez les animaux, elle ne serait pas en déficit puisqu'ils savent d'instinct que leur bol alimentaire doit comporter des matières inertes. La nature les délivre sans ordonnance. Où trouvons-nous notre « ballast » ? Dans les légumes, lesquels contiennent de la cellulose… »

A vous maintenant de tirer les conclusions de ce qui précède et de choisir la voie qui vous semble la plus conforme à vos conceptions personnelles ou la mieux adaptée à votre tempérament — celui-ci tient aussi sa place car il est évident qu'astreindre, dans son intérêt cela va de soi, un malade à un régime donné lui fera plus de mal que de bien s'il le refuse mentalement, c'est-à-dire s'il estime qu'il ne lui convient pas et qu'il démolit sa santé au lieu de la rétablir : le choix ne doit pas plus être imposé qu'un emprunt ne devrait être obligatoire !

J'ai essayé de remplir du mieux que je le pouvais mon rôle d'informateur en vous exposant les raisons médicales et scientifiques pour lesquelles le Dr Kousmine s'est transformée au fil de sa carrière en diététicienne vraiment expérimentée parce que ses conseils découlent tous de son expérience de médecin généraliste. Vous êtes éclairé sur les avantages et les inconvénients du pain, du sucre, des céréales, des matières grasses animales et végétales, des

1. *Le Figaro Magazine* du 5 novembre 1983.

fruits et des légumes. A propos de ces derniers, je crois bon de vous rappeler qu'ils sont d'autant plus bénéfiques à notre organisme qu'ils sont plus proches de leur état naturel, autrement dit poussés sans engrais chimiques, non traités avec des pesticides, bref qu'ils sont « biologiques ». Ce genre de culture s'est développé pratiquement partout en France et il s'est créé dans la plupart des régions des groupements de bénévoles visant à établir le contact entre les producteurs de tels végétaux et les consommateurs, groupements qui publient des bulletins mensuels ou trimestriels qu'il vous sera facile de découvrir [1].

Il est toutefois un point important sur lequel il est nécessaire de nous arrêter. Nous l'avons vu, les règles de conduite sont multiples et souvent opposées. Il y a ce qu'a dit le Dr Carton, ce qu'a dit le Dr Shelton, ce qu'a dit Ohsawa, etc., comme il y a aussi ce que dit le Dr Kousmine et ce que dit le Dr Ropars [2], deux médecins que je connais bien et dont j'apprécie le savoir, la conscience professionnelle et l'expérience. Par exemple, le Dr Kousmine préconise le miel et conseille aux personnes âgées (soixante-dix ans et plus) de se contenter le soir d'un potage aux céréales ou d'un fruit ou d'un yoghourt, alors que son confrère Ropars interdit à cette catégorie de personnes le miel et le yoghourt qu'il estime dangereux pour elles, fidèle en cela aux enseignements du Dr Carton...

Alors ? Alors j'en reviens à la formule suivante : *il n'y a de vérité en alimentation que celle qu'on se fait soi-même* — « vérifier par soi-même sur soi-même ! » dit le Dr Ropars. « J'étudie tout, écrivait Montaigne dans ses *Essais*, ce qu'il me faut fuir, ce qu'il me faut suivre » et il ajoutait que les grands anciens auxquels il se réfère souvent faisaient déjà de même : Tibère disant que « quiconque avait vingt ans se devait répondre des choses qui lui étaient nuisibles ou

1. Pour le Puy-de-Dôme, il existe *L'Agrobiologiste*, bulletin trimestriel, « trait d'union producteurs consommateurs » ; adresse : M. H. Ricoux, 3, chemin de Beaumont, 63130 Royat.

2. Voir le chapitre XIII du tome I de *Tous les espoirs de guérir.*

salutaires et se savoir conduire sans médecine » et Socrate conseillant à ses disciples l'étude de leur santé car il estimait « qu'un homme d'entendement, prenant garde à ses exercices, à son boire et à son manger, ne discernât mieux que tout médecin ce qui lui était bon ou mauvais ».

Sachons bien que chacun d'entre nous est un individu unique, avec des réactions différentes de celles de son voisin. C'est donc à chacun d'entre nous de choisir ce qui lui convient, de se prendre en main, d'élaborer sa petite diététique personnelle par auto-observation et tâtonnements successifs : *l'organisme n'est pas muet, il dispose de sonnettes d'alarme pour signaler ce qui le dérègle. A nous d'en tenir compte et de ne pas rester sourds à son avertissement.*

Et, parce qu'il est bien connu qu'il faut toujours faire référence à Brillat-Savarin dès qu'on aborde les problèmes d'alimentation et de cuisine, je terminerai par une citation de ce magistrat — plus connu pour ses talents de gastronome que par sa carrière de fonctionnaire dévoué... à tous les régimes : république, empire et royauté ! — qui écrit dans sa *Physiologie du goût* parue en 1825 :

« Qu'entend-on par aliments ? Réponse populaire : l'aliment est tout ce qui nous nourrit. Réponse scientifique : on entend par aliments les substances qui, soumises à l'estomac, peuvent s'animaliser par la digestion et réparer les pertes que fait le corps humain par l'usage de la vie. »

Cette définition « scientifique » nous semblera sans doute un peu naïve. Elle a cependant le mérite de mettre en évidence une réalité que trop d'entre nous ont tendance à oublier : les aliments jouent un rôle quotidien et capital dans notre existence et leur choix dépend de nous, de nous seuls...

IX

LE KALKURENAL

calculs (reins, vessie)
coliques néphrétiques
sable dans les urines

S'il est souvent nécessaire d'apporter de longues explications sur les principes fondamentaux et le champ d'action d'une thérapeutique née hors de nos frontières et pratiquement inconnue chez nous, ce n'est pas le cas avec le Kalkurenal : son nom indique qu'il agit sur les calculs des reins, son orthographe — on pense à « Kultur » ou « Kolossal » — qu'il est d'origine allemande et il suffit de préciser que sa composition est strictement végétale pour qu'on sache à peu près tout sur ce médicament dont les rares médecins qui le prescrivent en France — où il n'est pas reconnu — s'accordent à dire qu'il est un précieux atout dans leur lutte contre la lithiase rénale.

Celle-ci, on le sait, est caractérisée par la formation, chez certains sujets, de concrétions d'origine uratique, phosphatique et oxalique, qui se présentent d'abord sous forme de sable éliminé dans les urines, puis de petits graviers — d'où le nom de « gravelle » donné couramment à cette affection — et enfin de calculs dans le rein et la vessie. Lorsque les graviers franchissent les uretères ou que les calculs essaient de s'y engager, ils provoquent des douleurs aiguës qui sont les signes des coliques néphrétiques.

« *Taille* », « *lithotritie* » *et ultra-sons*

Depuis la plus haute Antiquité, deux grands axes de soins se sont partagé les faveurs du corps médical et des patients. L'un vise à extraire les calculs par une intervention chirurgicale ; c'est la cystotomie ou ouverture de la vessie, pratiquée déjà du temps d'Hippocrate puisqu'il en défendait, dans certains cas, l'application à ses disciples ; au fil des siècles, on l'appelle « opération de la pierre » ou « taille », minutieusement décrite par les spécialistes de l'époque pour le plus grand bonheur de nos historiens qui sont assurés d' « accrocher » leurs lecteurs en brossant le tableau de ces scènes très proches de la torture car les moyens recommandés pour essayer de soustraire l'opéré à la douleur étaient encore la compression des carotides ou des troncs nerveux ou l'administration de la mandragore ou de l'opium ! Dans la première moitié du XIXe siècle fut également proposée la lithotritie, méthode opératoire qui consiste à briser les calculs dans la vessie de manière à les réduire en un certain nombre de fragments assez petits pour être spontanément évacués par les voies naturelles, cela grâce à des appareils d'aspect redoutable, baptisés « lithotriteurs », dotés de branches et d'écrous brise-pierres commandés par un pas de vis et que l'on introduit dans la vessie par le canal de l'urètre ! Aujourd'hui, on vise aux mêmes résultats par la technique moins impressionnante du séjour en baignoire avec bombardement d'ultra-sons dont les ondes de choc désagrègent les calculs, tandis que, si l'opération est envisagée, les progrès de l'anesthésie sont là pour tranquilliser les plus douillets...

Le second axe peut être qualifié de « médicamenteux », l'idée étant de trouver une substance qui, absorbée par la voie buccale, provoquerait, d'une part la dissolution des calculs et leur élimination par les urines, et, d'autre part, empêcherait leur formation. Naturellement, c'est d'abord aux végétaux que l'on pensa et s'édifia, petit à petit, une pharmacopée végétale aux succès plus ou moins concluants ; si bien qu'on l'abandonna au profit de la chimie lorsqu'on s'imagina que celle-ci allait collectionner les triomphes en médecine comme elle était en train de le faire dans le domaine industriel. Mais, la réalité ne coïncidant pas précisément avec les espérances, on en revint à nos bonnes vieilles amies de toujours, aux simples — qui l'étaient trop sans doute pour frapper les esprits et qu'on coiffa donc d'un nom savant qui a fait son chemin depuis : phytothérapie...

Je m'empresse toutefois de préciser que le Kalkurenal a été mis au point et commercialisé il y a plus de quarante ans, c'est-à-dire bien avant l'apparition de la nouvelle vague de médications à base de plantes, et que, s'il est composé d'extraits et d'essences de différents végétaux, ce n'est pas pour suivre la mode des huiles essentielles lancée par l'aromathérapie rajeunie, mais parce qu'il s'inscrit dans la longue tradition des remèdes nés du mariage de la nature et de l'expérience, ce qui nous a donné deux sources enrichissantes pour la santé : la médecine populaire de nos grand-mères et une bonne partie de l'arsenal thérapeutique de l'homéopathie, laquelle emprunte ses médicaments aux trois règnes de la nature : végétal, minéral et animal[1].

1. Voir le chapitre XV du tome II de *Tous les espoirs de guérir.*

Rompre la pierre et pousser le sable

Voyons donc quelles sont ces plantes et quels commentaires leurs vertus ont suscités dans les milieux dits spécialisés.

La première appartient à la famille des berbéridacées et a pour nom latin *Berberis,* qui est celui sous lequel elle est utilisée en homéopathie. C'est notre épine-vinette, appelée aussi épine-crête et vinettier, qui figure, bien sûr, parmi les 160 plantes que j'ai sélectionnées pour composer ce que j'ai baptisé « Le guide vert de la santé [1] ». Ses indications sont nombreuses, toutefois les auteurs anciens insistent principalement sur le rôle que l'écorce et la racine jouent comme stimulant des fonctions digestives, « pour apaiser la trop grande fermentation des humeurs, surtout lorsqu'elle est causée par des matières bilieuses », comme cholagogues prescrits dans l'ictère ou jaunisse, ce qui reste toujours valable aujourd'hui mais avec une orientation encore plus précise.

Alors que Pierre Lieutaghi souligne [2] que « c'est principalement à deux alcaloïdes, la berbérine et l'oxyacanthine (le premier est aussi le colorant qui donne au bois sa vive couleur jaune), que l'écorce des tiges et des racines doit ses propriétés gastro-toniques, cholagogues, légèrement purgatives et fébrifuges, diurétiques et antihémorragiques », le Dr Jean Valnet confirme ces indications dans sa *Phytothérapie* [3] en y ajoutant « Lithiase biliaire et rénale, coliques hépatiques et néphrétiques (préventif et pendant l'accès) », alors que le Dr André Thibaut [4] dit de *Berberis :* « remède important de toutes les lithiases, il semble avoir des effets particulièrement favorables dans la lithiase rénale car il agit sur l'élément spasmodique et modifie la diathèse urique »

1. *Nos grand-mères savaient...*
2. *Le livre des arbres, arbustes et arbrisseaux,* Robert Morel, éditeur, Mane, Alpes-de-Haute-Provence.
3. Librairie Maloine S.A., éditeur, Paris.
4. *Initiation pratique à l'homéopathie,* Editions Farnèse, Paris.

et que le Dr Claude Binet[1] déclare que « ce médicament s'adresse aux reins, aux voies urinaires, et à toutes les maladies qui découlent d'un mauvais fonctionnement rénal, hépatique, avec complications cutanées et articulaires ».

La seconde plante entrant dans la composition de Kalkurenal est la garance, de la famille des rubiacées, connue et utilisée en homéopathie sous le nom de *Rubia Tinctoria.* Les ouvrages anciens s'accordent pour affirmer que « sa racine pousse les urines » et c'est effectivement elle qu'on emploie en médecine aujourd'hui. Pour le Dr Binet[2], c'est le médicament « qui attaque, corrode et réduit la consistance des calculs rénaux et vésicaux composés de phosphates, et permet leur élimination sous forme de sable ou de poudre, infiniment moins douloureuse que sous forme de cailloux ». Pour le Dr Valnet[3], elle « peut désintégrer, solubiliser et éliminer les calculs de phosphates et carbonates de calcium, d'ammonium de sodium et de magnésium (surtout les phosphates ammoniaco-magnésiens)... Elle n'a aucune action sur les calculs oxaliques et uriques », opinion que partage son confrère Binet qui note qu' « elle est sans action contre les oxalates ». Pour le Dr Paul Bélaïche, dans ses entretiens avec Jean-Claude Bourret[4], elle figure dans ce qu'il appelle « la trilogie bouleau[5], garance, radis noir[6], qui ralentit la fabrication des calculs », avec en supplément « analgésie grâce à l'aubier de tilleul sauvage[7], qui est un antispasmodique exceptionnel ».

Enfin la dernière plante est le saxifrage, appartenant à la grande famille des saxifragacées (plus de 80 genres et plus de 650 espèces, dont près de 200 pour le saxifrage des

1. *L'homéopathie pratique,* Editions Dangles, 45800 Saint-Jean-de-Braye.
2. *Op. cit.*
3. *Op. cit.*
4. *Le défi de la médecine par les plantes,* Editions France-Empire.
5. Voir *Nos grand-mères savaient...*
6. Voir le chapitre XV du tome I de *Tous les espoirs de guérir.*
7. Voir le chapitre X du tome I de *Tous les espoirs de guérir.*

régions montagneuses !) ; on l'appelle aussi sanicle des montagnes, herbe de Saint-Laurent, casse-pierre, perce-pierre, noms populaires qu'il doit à « la propriété de rompre ou de dissoudre la pierre dans les reins », mais, selon la formule d'un auteur du XVIIIe siècle, J.-B. Chomel, docteur régent en la Faculté de médecine de Paris et conseiller-médecin ordinaire du Roi, « c'est une supposition que l'expérience a convaincue fausse », tout en lui reconnaissant cependant « la faculté de pousser le sable par les urines ».

Il est par conséquent logique, compte tenu de ce qui précède, que Kalkurenal exerce une action curative et préventive sur les calculs des voies rénales, même sur ceux qui sont d'origine oxalique ainsi que l'indique le laboratoire fabricant en opposition sur ce point avec les affirmations des médecins rapportées plus haut. Cette action pourrait peut-être s'expliquer par le fait que l'effet de chacun de ses composants est renforcé par la présence des autres grâce à une sorte de dynamisation voisine des phénomènes de catalyse. Quoi qu'il en soit, il semble difficile de mettre en doute cette réalité, certainement maintes fois vérifiée au cours des travaux et des expérimentations qui ont précédé la commercialisation du produit, d'autant que celui-ci a fait, depuis une quarantaine d'années, l'objet de nombreuses communications qui ont pleinement confirmé son efficacité aussi bien sur le plan curatif que préventif.

Des résultats éloquents

L'une des plus significatives rend compte [1] d'une expérience réalisée au centre hospitalier de la ville allemande de Göppingen où le produit est fabriqué. Son but était d'établir si, en dehors des cas où l'intervention chirurgicale s'impose comme la seule solution urgente et obligatoire (par exemple lorsque les concrétions bouchent l'uretère ou y sont coincées), il n'était pas possible de recourir à la voie médica-

1. Revue *Fortschritte des Medizin,* juillet 1959.

menteuse pour soigner la lithiase rénale et empêcher ses récidives. Elle a donc porté sur 131 malades ayant des calculs rénaux, qui ont été traités uniquement avec Kalkurenal absorbé trois fois par jour par voie buccale, et ses résultats ont été pleinement concluants, confirmés aussi bien par l'élimination de calculs et de sable dans l'urine que par leur désagrégation progressive puis leur disparition suivies sur les radiographies en ce qui concerne la lithiase proprement dite, tandis que sur le plan préventif, on a constaté l'absence totale de récidive au bout de deux ans et demi, c'est-à-dire le temps qu'a duré l'expérience.

Avant de rapporter quelques observations tirées du fichier du médecin qui m'a mis sur la piste du Kalkurenal, j'ajouterai plusieurs précisions qui permettront de le mieux situer : 1) il ne comporte aucune contre-indication et il ne provoque aucun effet secondaire ; 2) même à des doses nettement plus élevées que la posologie normale — 20 à 25 gouttes, 3 à 4 fois par jour dans un peu de liquide —, on n'a relevé aucun signe d'intolérance ou d'intoxication ; 3) il est évidemment recommandé de ne pas prendre en même temps d'autres remèdes qui favoriseraient la formation de calculs — par exemple par leur forte teneur en calcium — et de supprimer dans la nourriture les aliments riches en minéraux qui conduiraient à des effets identiques — par exemple l'oseille ou les épinards dont l'acide oxalique privilégie l'apparition de concrétions d'oxalate de chaux.

Je recopie maintenant les observations :

« M. G..., 46 ans, connaît bien sa maladie : il est atteint de polykystose rénale bilatérale, plus importante à gauche qu'à droite. Il connaît aussi parfaitement depuis des années l'action bénéfique du Kalkurenal et vient me demander des précisions sur son action et sa posologie, car, adepte de l'homéopathie, il s'est « automédiqué » sans le conseil d'aucun praticien. Les résultats du Kalkurenal sont éloquents, sa vie n'étant auparavant qu'une succession d'épisodes douloureux plus ou moins aigus, mais néanmoins le médicament ne couvre pas tout le champ de son problème et, de temps à autre, il a à subir quelques évacuations lithiasiques pénibles. Je complète le Kalkurenal par la prescription d'un autre complexe homéopathique en général très fidèle et très constant dans son action, qui lui apportera ce qui faisait défaut à sa prescription personnelle... »

« Mme D..., 28 ans, blonde et charmante, est encore toute courroucée de ressentiment à l'endroit de son accoucheur aussi bien que contre elle-même pour n'avoir pas su maintenir son poids dans la fourchette qu'un quelconque magazine féminin avait définie et qui relevait plus d'un défi lancé au Bangladesh que de la physiologie obstétricale... J'arrive à la calmer pour savoir l'objet de sa consultation qui est simple. Elle s'est confiée à l'un des « industriels » de la surcharge pondérale et, dans les semaines qui suivirent cette consultation, en plein milieu de la nuit, elle est réveillée par une atroce douleur de la fosse iliaque gauche qui sanctionne sans pitié une restriction liquidienne relevant des programmes de survie ! Je lui explique qu'en agissant ainsi, elle a hyperconcentré ses urines, que des cristaux ont pu alors se former dans ses voies urinaires dont l'évacuation est toujours fort pénible. Je lui conseille de revenir à plus de modération envers les liquides et tout devrait rentrer dans l'ordre normalement. Néanmoins elle souhaite se soumettre à une cure par le Kalkurenal dont elle a entendu parler par le mari d'une amie. Je me plie bien volontiers à sa requête convaincu qu'une bonne irrigation du haut appareil devrait être amplement suffisante... »

« M. J..., 36 ans, me raconte de bien mauvais souvenirs : il a subi, voici presque un an, une exérèse de calcul oxalique par les voies naturelles, ce calcul étant venu s'encastrer à l'endroit où l'uretère débouche dans la vessie, bloquant en amont toute sécrétion urinaire. Il me montre un dossier radiologique éloquent avec une dilatation considérable du haut appareil droit. L'urologue, après son intervention, lui avait promis, à juste titre d'ailleurs, la guérison complète. Si les douleurs qu'il éprouve depuis l'acte chirurgical ne ressemblent en rien sur le plan intensité à ce qu'il a connu, il accuse néanmoins toujours depuis cette époque une lourdeur de la fosse iliaque droite sur laquelle se greffent des épisodes plus ou moins aigus au niveau du pelvis irradiant jusque dans le testicule et qui lui font redouter une récidive. Je le rassure et instaure un traitement par le Kalkurenal à raison de 30 gouttes 3 fois par jour et souhaite le revoir dans deux mois. Trois semaines plus tard, il me téléphone me demandant s'il est bien utile de poursuivre, se disant complètement libéré du syndrome qu'il accusait. Je l'incite à jouer la sécurité pendant encore 2 mois à doses réduites, 20 gouttes 3 fois par jour. »

« M. J..., 41 ans, vient de faire deux crises de coliques néphrétiques doites en un an qui ont permis de découvrir, grâce à l'urographie intraveineuse, une malformation congénitale, ce qui l'inquiète autant que la douleur térébrante de la crise qu'il me décrit avec un luxe intarissable de détails. On lui a surtout donné des conseils diététiques car, par chance, il a pu recueillir un calcul, sait que ce sont des oxalates et, par définition, les plus douloureux. Il est discipliné et a supprimé asperges, épinards, tétragones, oseille, tomates, de son alimentation ; je lui propose d'y ajouter les fromages fermentés, surtout de chèvre, ce à quoi il consent sans protester. Après avoir examiné son volumineux dossier, fort bien tenu, je lui conseille de faire une cure de Kalkurenal de 6 semaines 3 fois par an et de venir me consulter au bout de ce délai. Il est ponctuel et m'assure que le traitement a été bénéfique, peu contraignant et il est bien décidé à le poursuivre si nécessité fait loi. »

« M. D..., 69 ans, est un pléthorique à la mine rubiconde. Toute sa vie, sa femme a lutté en vain pour qu'il limite sa nourriture ; il aime la charcuterie, les ragoûts et les bons vins. C'est un bon vivant au contact humain chaleureux. Mais voilà, il a payé son écot à dame nature sous la forme de coliques néphrétiques itératives. Il a même subi deux néphrostomies pour extraction de calculs caliciels à droite aussi bien qu'à gauche. A la suite de cela, il a consenti à faire l'expérience d'un régime plus tempéré ; cela, me dit-il, n'a servi à rien ; il a continué à émettre un sable rouge brique dans les urines. Il vient, adressé par un de mes malades, pour faire plaisir à sa femme car lui est foncièrement incrédule sur le pouvoir de l'homéopathie. Néanmoins, il repart avec son ordonnance de Kalkurenal et c'est stupéfait et convaincu que deux mois plus tard, je le reverrai. Jamais il n'a été aussi longtemps sans souffrir pour accoucher son sable et il chante les louanges de l'homéopathie car il peut continuer à manger selon son style habituel... »

X

L'ŒUF DE CAILLE

allergie
asthme
rhume des foins
toux spasmodique
maladies de la peau
(eczéma, prurigo, psoriasis)
ulcères gastriques

On peut toujours rêver! Aussi, tandis que le Dr Jean-Claude Truffier m'ouvrait tout grand son cœur et ses dossiers pour évoquer les étapes du combat qu'il mène depuis bientôt vingt ans en faveur de la reconnaissance des vertus thérapeutiques de l'œuf de caille, j'imaginais que sa maison — où il m'avait accueilli avec tant de simplicité cordiale — serait peut-être un jour la seconde que tiendraient à visiter les touristes de passage à Rochefort, la première étant naturellement celle de Pierre Loti, « troublante et inoubliable » selon les termes de la brochure distribuée par l'Office de Tourisme.

Ce n'est évidemment pas l'insolite et le merveilleux,

amplement cultivés dans son logis par le spécialiste du dépaysement qu'était l'auteur de *Pêcheur d'Islande* et *Madame Chrysanthème,* qu'ils viendraient chercher dans cette paisible villa en bordure de l'agglomération. Ils accompliraient plutôt une sorte de pèlerinage pour témoigner de la gratitude des quelque 7 millions et demi d'allergiques que compte la France envers le modeste médecin de province qu'on trouve à l'origine d'une découverte qui devrait transformer leur existence en leur permettant de vivre comme tout le monde.

Mais nous n'en sommes pas encore là...

Nous en sommes au scénario classique que j'ai souvent décrit au cours de mon enquête car il se répète chaque fois qu'un praticien — qui n'a pour lui que son expérience et son bon sens — essaie de faire admettre par ses confrères — bardés de titres et installés au sommet de la hiérarchie médicale — qu'un traitement, qualifié jusqu'alors avec mépris de « remède de bonne femme », est susceptible de bouleverser le paysage thérapeutique d'une affection donnée.

Un bravo pour l'Ordre des médecins

C'est ce qui s'est passé à la fin du siècle dernier quand le Dr A. Blanc, directeur de l'Hôtel-Dieu de Romans, dans la Drôme, avait adressé un imposant dossier à l'Académie de médecine afin qu'elle vérifie, puis porte à la connaissance de l'ensemble de ses confrères, les prodigieuses vertus curatives de la banale feuille de chou [1]. C'est ce qui c'est passé quand François Domenach, qui n'était qu'un petit instituteur à Arles-sur-Tech dans les Pyrénées-Orientales, adressa en 1916 une communication à l'Académie des sciences pour lui signaler les remarquables résultats obtenus par l'aubier de tilleul sauvage de sa région dans des affections aussi diverses que les coliques hépatiques ou

1. Voir chapitre XVIII du tome I de *Tous les espoirs de guérir.*

néphrétiques, les rhumatismes et la goutte[1]. Les deux respectables compagnies adoptèrent naturellement une attitude identique : elles imitèrent « de Conrart le silence prudent », ce qui évite d'avoir à argumenter et fait fonctionner l'éteignoir avec la sûreté d'un extincteur !

Les portes auxquelles le Dr Truffier a frappé au début de sa croisade n'étaient pas aussi illustres ; pourtant peu d'entre elles se sont ouvertes, tant il semble difficile de concevoir qu'une idée intéressante puisse sortir du rang, et il est probable que le modeste généraliste de Rochefort aurait fini par abandonner s'il n'avait rencontré des soutiens aussi providentiels qu'inespérés.

Je les cite rapidement car nous y reviendrons plus loin : ce fut d'abord un éminent pédiatre allergologue parisien qui accepta de se pencher sur le dossier constitué par le Dr Truffier ; puis ce dernier se vit décerner un prix annuel récompensant une recherche médicale originale ; ensuite un ancien chef de clinique devenu maître de recherches à l'I.N.S.E.R.M. (Institut National d'Etudes et de Recherches Médicales) apporta dans la bataille l'arme précieuse de ses propres travaux ; enfin — ce qui n'est pas si fréquent et que je suis heureux de pouvoir inscrire à l'actif d'un organisme dont j'ai déploré à maintes reprises le comportement —, l'Ordre des médecins — mais oui ! — par la voix de son conseil départemental, au lieu de pourfendre l'hérétique qui se permettait de prescrire un traitement dépourvu de la bénédiction des saints patrons de l'Eglise médicale, non seulement fit en sorte qu'il reste régulièrement couvert par son assurance mais fut le premier à l'inciter à prendre la plume pour remettre publiquement au point dans la presse un certain nombre de notions concernant son traitement avec l'œuf de caille autour duquel avait commencé à s'organiser une publicité qui n'était pas forcément désintéressée...

1. Voir chapitre X du tome I de *Tous les espoirs de guérir*.

Le danger de l'automédication incontrôlée

En effet, tandis que les recherches se poursuivent toujours pour déterminer de façon précise le mécanisme de l'action de l'œuf de caille sur l'allergie (leur progression est lente, les moyens étant eux-mêmes réduits pour des raisons d'argent !) ; tandis que les observations médicales se multiplient tant en clientèle privée qu'en milieu hospitalier, avec la rédaction de mémoires qui, il faut bien le dire, à l'instar de la plupart des déclarations de spécialistes officiels, donnent un peu l'impression qu'on exagère la prudence dans le louable souci de ne pas faire naître de faux espoirs mais aussi dans celui, moins justifiable, de ne pas faire concurrence aux techniques de soins courantes ; tandis que le monde scientifique s'interroge, étale ses hésitations et semble jouer un « remake » moderne du fameux débat sur le sexe des anges, des esprits moins byzantins ont déjà profité des circonstances pour occuper le terrain laissé vacant par les doutes de la médecine classique : tout un réseau commercial s'est tissé qui assure, ici et là, la diffusion d'œufs de caille, lesquels, même s'ils répondent aux caractéristiques précises exigées (ce qui n'est pas obligatoirement le cas !), peuvent provoquer des troubles sérieux chez ceux qui y ont recours et qu'on laisse, plus ou moins volontairement, dans l'ignorance de ce risque éventuel pourtant non négligeable.

Ce problème, cela se conçoit, préoccupe beaucoup le Dr Truffier. Quand je lui ai téléphoné pour lui demander un rendez-vous, ses premiers mots ont été précisément pour déplorer cet état de choses et dénoncer ce qu'il appelle le « danger de l'automédication incontrôlée » et j'ai pleinement conscience que si, après avoir pris l'avis de ceux qui soutiennent son action, il a fini par accepter de répondre à mes questions sur ses recherches et sur les publications que celles-ci ont suscitées, c'est avant tout dans l'espoir de pouvoir enfin, par mon entremise, soumettre à la réflexion de ses confrères et du public une sorte de bilan récapitulatif constitué d'informations dépouillées à la fois des oripeaux du « sensationnel » et des reflets trompeurs de la polémique, le premier et la seconde étant souvent aujourd'hui les deux mamelles des mass media.

J'ai donc, de mon côté, décidé de jouer aussi le jeu et en voici le résultat.

La neuvaine de « Farouk »

— Comment avez-vous été amené à vous intéresser à l'œuf de caille ?

— Tout à fait par hasard, me répond le Dr Truffier (ce qui me remet à l'esprit cette réflexion d'Anatole France : « Il faut, dans la vie, faire la part du hasard. Le hasard, en définitive, c'est Dieu ! ») Je suis un passionné de pêche et de chasse, et, si l'on veut faire des progrès dans ce domaine, il faut apprendre aux côtés d'hommes qui connaissent la nature parce qu'ils vivent avec elle. C'est un de ces amis, éleveur de gibier, M. Albert — que tout le monde appelle « Farouk » en raison de sa ressemblance avec l'ex-roi d'Egypte — qui, un jour de 1968, alors que nous cassions la croûte, me demanda : « As-tu des asthmatiques dans ta clientèle ? » poursuivant, après ma réponse affirmative : « Tu devrais leur faire essayer la cure de neuf jours avec des œufs de caille ; tu serais le premier étonné des résultats ! »

« Il m'expliqua qu'il avait déjà appliqué à maintes reprises, toujours avec succès, ce traitement dans son entourage, cela parce que la femme d'un de ses collègues éleveurs de gibier, un certain M. Cordonnier, avait vu elle-même s'évanouir comme par enchantement un asthme rebelle vieux de plusieurs années à partir du moment où son mari s'était mis à élever des cailles... Evidemment, pour en savoir davantage sur cette curieuse thérapeutique, je priai « Farouk » de me faire rencontrer les époux Cordonnier qui me racontèrent leur histoire qu'on peut résumer ainsi : ils tenaient un restaurant axé surtout sur la vente de frites, mais, à la suite d'une grossesse, Mme Cordonnier se vit affligée de crises d'asthme telles que le couple décida de liquider son fonds de commerce pour aller vivre à la campagne en élevant des faisans et des perdreaux. Loin de s'atténuer, les crises s'aggravent jusqu'au jour où, à la suite d'un accord amiable entre « Farouk » et Cordonnier, le premier, qui élevait faisans et cailles, se spécialise uniquement dans les faisans, le second élevant désormais perdreaux et cailles. Alors, mystérieusement, les crises diminuent en nombre et en intensité pour disparaître totalement. Bien entendu, Cordonnier et sa femme s'interrogent sur les raisons de cette guérison qui, finalement, leur reste inexplicable...

« Deux ans après, vers 1963, Cordonnier embauche à l'essai un ouvrier atteint d'asthme chronique et, deux ou trois mois plus tard, le gars, lui aussi, est guéri. Un fait revient alors à la mémoire du patron : quelqu'un est venu une fois lui acheter des œufs de caille pour l'asthme — et c'est l'illumination : il comprend que sa femme et son ouvrier ont été guéris parce que pas un œuf de poule n'entrait dans la maison car il aurait fallu sortir le porte-monnaie alors qu'on avait sous la main à profusion des œufs — pratiquement invendables — pondus par les cailles et qu'on consommait couramment en omelettes, au plat, en mayonnaise, etc. Mon ami « Farouk », mis au courant de la découverte, en avait naturellement parlé autour de lui aux personnes qui se plaignaient d'asthme et, de façon tout à fait empirique, leur avait conseillé une cure de neuf jours, neuvaine qui avait parfaitement marché, d'où son idée de m'en signaler les bienfaits puisque j'étais médecin.

« Seulement, ce que mon brave copain n'imaginait pas quand il me suggérait d'essayer son « truc » sur mes asthmatiques, c'est que, précisément, parce que je suis médecin, je ne peux pas me comporter en guérisseur et que, même en ayant la quasi-certitude établie par sa déjà longue expérience personnelle que la cure ne présentait aucun danger pour le patient, je ne me jugeais le droit d'en vérifier les effets que sur des malades pour qui tous les traitements habituels seraient demeurés inopérants [1]. La chance a voulu que je reçoive, en l'espace de quelques jours, deux patientes répondant à ce signalement. Chez la première, il était nécessaire et urgent de réduire la cortisone ; je la mis donc aux œufs de caille et n'eus plus aucune nouvelle d'elle jusqu'au jour où je rencontrai son mari à qui, bien sûr, je demandai comment allait l'asthme de sa femme. « Elle n'en a plus ! » me dit-il, comme si cela était parfaitement normal... La seconde malade souffrait toutes les nuits de crises qui débutaient vers 3 heures du matin et se prolongeaient presque toujours jusqu'à 3 heures de l'après-midi ; je décidai de lui faire deux ordonnances, l'une prescrivant les piqûres classiques habituelles dans ce cas, l'autre indiquant les règles de la cure d'œufs de caille, ajoutant que c'était à elle de choisir celle qu'elle suivrait. C'est sa mère qui m'apprit qu'elle n'avait plus de crise, d'où ma question : « Elle a fait les piqûres ? « Non, elle a été chercher les œufs... » Et j'en ai eu toute une série comme ça... »

Le poulailler et l'oreiller de plumes

Encouragé par les résultats spectaculaires qu'il enregistre dans l'asthme, le Dr Truffier étend en 1969 son expérimentation à d'autres manifestations allergiques, soignant, toujours avec le même succès, des pollinoses ou rhumes des foins, des rhinites, des toux spasmodiques, ou encore certaines maladies de peau (prurigo, eczéma, psoriasis, affections du cuir chevelu, pelades) et même l'ulcère gastroduodénal. Un pédiatre hospitalier de La Rochelle, le Dr Cotoni (qu'il n'oubliera pas de citer en premier dans son

1. Traduit en langage médical dans la première publication du Dr Truffier sur ses travaux, cela donne : « Pour des raisons morales, cette expérimentation a débuté sur des cas rebelles à toute thérapeutique de fond (échec de désensibilisation spécifique ou non spécifique, thermalisme, etc.) corticodépendants parfois. » (*La Clinique* n° 22 du 15 mars 1978.)

article de *La Clinique*, en rappelant qu'il « a été présent dès le début »), non seulement l'encourage mais lui apporte les premières observations valables. Il a appris aussi que si une rechute se produit, une cure de rappel suffit pour que tout rentre dans l'ordre et il commence à croire qu'il va bientôt toucher au but.

« Brusquement surviennent alors des échecs en série, poursuit le Dr Truffier, tous aussi démoralisants qu'inexplicables. Le doute s'installe de nouveau et va durer longtemps, jusqu'au moment où j'ai compris que *l'œuf n'agit que si le malade est effectivement en contact avec l'agent qui provoque chez lui les manifestations allergiques.* C'est le cas d'un enfant de cinq ans qui m'a ouvert les yeux. Diagnostic : rhinite chronique, toux, bronchites répétées, asthme. Les tests cutanés ont établi que le petit malade était allergique aux poussières de maison, aux plumes, aux poils de chien et de lapin. Or, il a un oreiller de plumes, un chien et un lapin apprivoisé comme compagnons de jeux. Tous les symptômes disparaissent avec le traitement à l'œuf de caille et l'enfant, qu'on estime guéri, part en vacances chez son grand-père... où il fait une terrible crise d'asthme après être entré avec lui dans le poulailler !

« De toute évidence, il est resté sensible à la plume et au duvet ; et on découvre alors la raison de cette anomalie : avant le début de la cure, sur les conseils de l'allergologue, ses parents lui avaient retiré son oreiller de plumes, seule éviction qu'ils avaient acceptée ne voulant pas le séparer de son chien et de son lapin. On procède donc à une nouvelle cure, avec réintroduction de l'oreiller, et elle amène naturellement une disparition des symptômes. Du coup, nous avons l'explication de certains échecs enregistrés dans les rhumes des foins ou pollinoses : les nombreuses espèces de pollen se succédant tout au long de la période de floraison des végétaux [1], un traitement institué dès la

1. Pour vous donner une petite idée du fantastique ballet aérien du pollen qui marque chaque printemps et déclenche tant de phénomènes allergiques, j'emprunterai quelques lignes au captivant ouvrage de Jean-Marie Pelt et Jean-Pierre Cuny, *La prodigieuse aventure des plantes*

période des « platanacées » amenait une sédation jusqu'à la période « graminées » et ainsi de suite, avec nécessité de nouvelles cures ou abandon pour échec. »

D'où cette règle d'une importance capitale qu'on peut lire sous la plume du Dr Truffier dans sa première publication intitulée *Approche thérapeutique de la maladie allergique par ingestions d'œufs de caille*[1] : « L'éviction d'un allergène responsable de manifestations cliniques pendant la cure laisse persister par la suite les symptômes provoqués par ce même allergène chez un poly-allergique lors d'un nouveau contact. Ceux-ci disparaissent lors d'une nouvelle cure, mais seulement après réintroduction dudit allergène. »

Toutefois, en médecine, il ne suffit pas d'obtenir des résultats, il faut encore leur trouver une explication. D'où le souci du Dr Truffier d'apporter une réponse aux deux questions qu'il se pose — et qu'on lui posera automatiquement lorsqu'il parlera de son traitement —, à savoir « Quelle est la substance particulière, présente dans l'œuf de caille, qui modifie les manifestations de l'allergie ? » et « A quel stade du déroulement des différents phénomènes constituant l'allergie cette action intervient-elle ? » ce qui implique une plongée dans le monde de la zoologie, de l'histoire et de la chimie pour mieux connaître la caille et son œuf et une autre dans l'une des branches les plus passionnantes de la médecine, l'immunologie, dont dépend notre santé puisqu'elle commande la défense, spontanée ou provoquée, de notre organisme[2].

Parce que j'ai toujours été curieux de tout et que j'aime bien voir les choses par moi-même, ces plongées j'en ai effectué un certain nombre pour mon propre compte et je

(Librairie Arthème Fayard) : « La pollinisation se fait donc au prix d'un énorme, d'un fabuleux gaspillage de l'élément mâle : on a calculé que pour une végétation moyenne en Europe, il tombe annuellement sur 1 cm^2 de sol — la surface d'un demi-timbre poste — 27 000 grains de pollen de toute espèce ! »

1. *Op. cit.*
2. Voir chapitre I du présent tome.

pense que ma pêche, indéniablement fructueuse sur le plan de la connaissance pure — la fameuse « culture » ! — m'a permis de rassembler des éléments susceptibles d'éclairer quelque peu le problème.

Oiseau de combat et porte-bonheur

Avec la caille, je suis allé de découverte en découverte. Je savais d'elle — comme vous, sans doute — qu'elle appartient aux gallinacés, qu'on la chasse ou qu'on l'élève, que les gourmets l'apprécient et qu'elle a donné naissance à des expressions familières telles que « gras comme une caille » ou « chaud comme une caille » où l'adjectif s'entend tantôt au sens propre, tantôt au même sens que « chaud lapin ». J'ai appris, par contre, qu'elle est connue, domestiquée et élevée depuis la plus haute Antiquité en Chine et au Japon, qu'elle cacabe, caquète, carcaille ou courcaille, margote ou margaude, que les combats de cailles (mâles) étaient couramment pratiqués dans la Grèce antique comme ils le sont encore de nos jours en Indochine où les champions d'élite se vendent à prix d'or, que l'évêque de Caprée (nom ancien de l'île de Capri) était surnommé l' « évêque des cailles » parce qu'il prélevait une dîme sur la vente de ces animaux, que les princes et seigneurs chinois élevaient des cailles pour la pureté du chant des mâles et qu'on trouvait aussi ces volatiles dans les temples et les maisons aisées parce qu'on les considérait comme la garantie de la prospérité et du bonheur.

Il existe deux grandes familles de cailles, parfaitement décrites par Gérard Lucotte qui évoque dans l'avant-propos de son ouvrage [1] son « expérience personnelle au service « caille » du groupe des Laboratoires du C.N.R.S. à Gif-sur-Yvette » : la caille commune — « Coturnix coturnix coturnix » pour les ornithologues —, c'est la caille sauvage

1. *L'élevage de la caille — Précis de coturniculture,* Editions Vigot Frères.

de nos régions, qui nidifie en Europe et en Asie, puis émigre pendant l'hiver en Afrique, en Arabie et en Inde ; et la caille japonaise — « Coturnix coturnix japonica » — qui nidifie dans l'île de Sakhaline et dans l'archipel du Japon et émigre au Vietnam, en Thaïlande et à Formose ; c'est elle qui a été domestiquée et patiemment sélectionnée depuis longtemps en Chine et au Japon [1]. En dehors du chant du mâle très différent, les deux races sont fort voisines, les signes distinctifs se limitant au plumage.

Aujourd'hui, la caille d'élevage tend à remplacer la caille sauvage victime à la fois : a) du remembrement qui conduit à la suppression des haies et boqueteaux, refuges ancestraux du gibier ; b) de l'usage et même de l'abus en agriculture des herbicides et pesticides, funestes à la faune indigène ; c) enfin, de ses propres mœurs qui la mettent en perpétuel danger de mort et la livrent sans défense à la frénésie destructrice — et mercantile — des chasseurs des régions où elle émigre.

Voici les saisissants tableaux que M. André Dubourg nous brosse des voyages des cailles [2] : « Dès que le vent est favorable, au début d'avril, elles partent des côtes de l'Asie pour se rendre en Europe. Au cours du voyage, si un vent violent les pousse par trop par-derrière, elles changent de direction et il en arrive alors très peu sur nos côtes. Si une tempête ou une bourrasque violente survient, comme elles n'ont qu'une force de vol assez faible en raison de leurs ailes courtes, elles culbutent dans la mer et les flots en rejettent parfois de grandes quantités sur les côtes du Languedoc et de la Provence. » A cette hécatombe possible de l'aller s'ajoute l'hécatombe quasi certaine du retour lorsque, l'été terminé, tantôt volant, tantôt marchant (en fait, elle marche davantage qu'elle vole), la caille se dirige

1. La souche B Minna — de l'élevage Cordonnier —, dont proviennent les œufs prescrits par le Dr Truffier, est le résultat d'un croisement de ces deux espèces — la sauvage et la japonaise — dans le but, à l'origine, d'améliorer la vitalité... de la caille de tir.

2. *Elever des cailles, pourquoi pas ?* Encyclopédie des connaissances pratiques.

vers le sud — midi de l'Espagne, de l'Italie et de la Grèce — « avant de prendre courageusement son vol pour traverser la mer ». Elle arrive exténuée sur les côtes d'Afrique où les indigènes les capturent sans peine et en grandes quantités, surtout en Egypte où tout est mis en œuvre pour l'intercepter : filets, collets, glu, fusils ou plus simplement bâtons. « Aussitôt plumée, vidée et salée, poursuit André Dubourg, elle est stockée et conservée dans des tonneaux, vendue ensuite comme une vulgaire sardine, bien que sa chair soit particulièrement fine et savoureuse. »

La nature — dont les finalités sont une perpétuelle source d'émerveillement pour peu qu'on veuille bien ouvrir les yeux — a, bien sûr, fait ce qu'il fallait pour que l'espèce survive en dépit de ses faiblesses. Son intelligence médiocre, qui fait que la caille se tapit à la moindre alerte en se cachant la tête comme l'autruche, a été compensée par un sens de la vue et de l'ouïe bien développé et, pour combler les vides énormes creusés par les migrations, sa reproduction s'est vue dotée de conditions privilégiées. D'une part, le mâle fait montre d'une lascivité exceptionnelle qui fait qu'après l'accouplement, il se désintéresse totalement de sa future progéniture pour errer à la recherche frénétique de nouvelles amours, à tel point qu'il copule parfois avec d'autres espèces : coucous, geais, merles, et André Dubourg ajoute même : « De nombreux paysans provençaux m'ont affirmé les avoir vus s'accoupler avec des crapauds et des grenouilles. » D'autre part, l'extrême rapidité avec laquelle se succèdent les générations : l'œuf, de couleur et dessin fortement variables d'une pondeuse à l'autre, connaît un développement embryonnaire d'environ 16 jours ; à sa naissance, le cailleteau est minuscule et pèse 10 g en moyenne (n'oublions pas que la caille adulte est un « petit oiseau » dont la femelle ne pèse qu'environ 150 g et le mâle 120 g pour l'espèce domestique !), il croît très rapidement, volette à deux semaines et est adulte émancipé dès l'âge de 5 semaines.

L'œuf derrière le « rideau de fer »

C'est seulement en 1974 que le Dr Truffier réussit à obtenir des informations susceptibles de confirmer ses observations personnelles. « Jusque-là, me confie-t-il, j'avais « glandé » car je n'avais pas encore compris que nous sommes dans un monde où tout s'achète — même parfois les consciences et que, par conséquent, il faut pratiquer la politique du « donnant donnant ». Nous avons donc décidé, avec mon ami Cordonnier, aussi avide que moi de savoir pourquoi l'œuf de caille guérissait l'asthme, de payer de notre poche la recherche que nous souhaitions. Le sacrifice n'était pas mince, mais le bilan ne le fut pas non plus... »

On peut le diviser en deux grands chapitres : « références étrangères » et « biochimie ». Du premier, il ressort que : a) l'action thérapeutique de l'œuf de caille est connue de façon empirique en Chine, Indochine, île de la Réunion, et qu'on lui attribue également, aussi bien au Brésil que dans plusieurs de nos provinces, certaines vertus aphrodisiaques (n'oublions pas la frénésie génétique du mâle !) ; b) les pays de l'Est, notamment l'U.R.S.S. et la Pologne, ont consacré d'importants travaux à l'œuf de caille : par rapport à celui de poule, on y a trouvé 5 fois plus de phosphore, 7,5 fois plus de fer, 6 fois plus de vitamines B1 et 15 fois plus de vitamines B2 ; c) dans les mêmes pays, il existe une série de communications sur « l'effet bénéfique de l'œuf de caille dans le traitement de l'asthme, des affections ulcéreuses, ainsi que d'autres maladies » ; un auteur note qu'il y a peut-être dans cet œuf « un constituant rare qui facilite la guérison et la convalescence » alors qu'un autre rappelle que « même les Egyptiens du temps des pharaons ont attribué des propriétés particulières à la viande de caille » ; d) enfin différents textes polonais signalent que des mères d'enfants atteints d'asthme allergique se présentent avec une ordonnance au laboratoire national de génétique des volailles, que « beaucoup de mères de famille qui ont des enfants allergiques font l'élevage de cailles à la maison pour avoir des œufs frais », que plusieurs élevages comptant 100 000 cailles chacun travaillent exclusivement pour les hôpitaux, l'asthme et le diabète étant ainsi traités avec succès (on utilise jusqu'à 250 œufs par cure), qu'un professeur de la Faculté de médecine de Cracovie « recommandait les œufs de caille pour traiter l'asthme des enfants causé par une allergie » et que le voyage d'un scientifique polonais en Crimée a permis de constater que « les œufs de caille et les cailles sont utilisés dans les préventoriums, sanatoriums et hôpitaux en Union soviétique ».

Quant au second chapitre concernant le bilan « biochimie », sans entrer dans le détail — obligatoirement très technique —, il faut en retenir qu'ont été mis en évidence plusieurs indices qui différencient l'œuf de caille des autres œufs et peuvent être l'explication de son action particulière unique pour traiter l'allergie.

Des coupables « au-dessus de tout soupçon »

Voilà qui nous conduit tout naturellement à rappeler quelques notions essentielles sur cette affection — dont on serait tenté de dire qu'elle est « à la mode » tant on en entend parler souvent dans notre vie de tous les jours si cette place prépondérante n'était due, en fait, aux progrès de nos techniques industrielles ou alimentaires !

Je pourrais énumérer des dizaines d'exemples que m'ont rapportés, au cours de ces dernières années, des amis médecins qui furent obligés de jouer les Maigret pour dépister le coupable à l'origine d'eczémas, de rougeurs et d'éruptions de la peau, de troubles respiratoires et d'asthmes, brusquement apparus dans leur clientèle. Tâche difficile d'autant que lesdits coupables paraissent généralement « au-dessus de tout soupçon » : tantôt telle colle dernier cri, dont les émanations faisaient gonfler et irritaient les paupières ; tantôt telle poudre à laver « miracle » utilisée pour les draps d'un établissement hospitalier dans lequel les rougeurs sur les pieds, les jambes et les fesses — baptisées automatiquement « escarres » attribuées à la position couchée — fleurissaient comme violettes au printemps ; tantôt telle peinture, tels vernis, décapant, enduit, etc. utilisés par les bricoleurs du dimanche pour retaper des boiseries et des meubles ou rénover cuisines et chambres à coucher, imposaient leurs stigmates aux occupants des lieux sous la forme de gêne pulmonaire, de faux rhumes de cerveau, de démangeaisons, tuméfactions, boutons et urticaires, ces derniers symptômes localisés, par exemple, sur les parties du corps laissées découvertes par les vêtements de nuit, cela tout spécialement chez les femmes qui dévoilent souvent plus qu'elles ne cachent... Ce qui ne signifie nullement que les produits mis en cause n'ont pas été consciencieusement contrôlés et testés, mais qu'il en est pour eux comme pour les allergènes classiques (pollen, poussières, poils, etc.), c'est-à-dire qu'ils peuvent se révéler dangereux pour certains sujets et cela d'autant plus que ceux-ci n'imaginent pas qu'ils peuvent l'être[1].

A l'appui de cette mise en garde nécessaire, je citerai quelques lignes empruntées à un article d'un chercheur français de réputation internationale, le Dr Jacques Benveniste, qui, sous le titre « Guérir l'allergie »[2], écrit : « On estime que 10 à 15 % de la population est atteinte d'allergie, ce qui, en France, représente 7 à 8 millions de personnes souffrant d'asthme, de rhume des foins, d'eczémas professionnels, etc. Il s'agit donc d'un important problème de santé, d'autant que (c'est moi qui souligne) *les occasions de devenir allergique se multiplient à mesure que l'industrie chimique expose les travailleurs et les consommateurs au contact d'un nombre croissant de produits nouveaux (peintures, fibres synthétiques, additifs alimentaires, etc.).*

1. Si j'ai insisté aussi longuement sur ces phénomènes, c'est afin de compenser l'espèce de conspiration du silence qui laisse le grand public dans l'ignorance de leur existence et surtout avec l'espoir que cet avertissement permettra d'en diminuer le nombre en faisant la lumière sur leur cause possible...

2. *La Recherche*, n° 104, octobre 1979.

Or, la thérapeutique reste très insuffisante. La méthode classique, dite de désensibilisation, qui consiste à injecter au patient des doses croissantes de l'agent allergique, donne des résultats aléatoires. De plus, *elle n'est pas possible pour les allergies aux aliments et aux produits chimiques.* Comme pour beaucoup d'autres maladies, il est clair que la victoire sur cette affection dépend d'un effort de la recherche fondamentale pour en élucider les mécanismes générateurs. »

Ces recherches, menées actuellement dans les laboratoires de nombreux pays (Etats-Unis, Canada, Suisse, Angleterre, Suède, « et malheureusement pas en France », note le Dr Benveniste), ont déjà permis de faire d'énormes progrès depuis le début du siècle qui a vu l'identification de la maladie.

Antigène et « souvenir biologique »

Au point de départ, on trouve la fameuse expérience que le physiologiste Charles Richet et son ami le Dr Paul Portier entreprirent sur un chien qu'ils avaient baptisé « Neptune » en souvenir des recherches qu'ils avaient commencées à bord du yacht du prince Albert Ier de Monaco. Partant de la légende du roi Mithridate qui, par crainte d'être empoisonné, prenait tous les jours de petites doses de poison pour y habituer son organisme, et s'appuyant sur les travaux de Pasteur sur la vaccination, les deux savants s'attachent à vérifier la théorie générale sur l'immunité. Le poison qu'ils utilisent est tiré de l'actinie ou anémone de mer dont le venin donne des démangeaisons à ceux qui la touchent. Ils en injectent de faibles doses, à quatre jours d'intervalle, à « Neptune » qui ne manifeste aucun trouble ; mais une troisième injection, à dose toujours infime, provoque immédiatement la syncope du chien qui meurt foudroyé en une demi-heure.

« Ce spectacle très frappant, notent les deux chercheurs, a balayé tous les doutes que nous pouvions avoir encore.

Nous étions obligés de nous rendre à l'évidence : non seulement nos animaux injectés à plusieurs reprises avec de faibles doses de toxine, et depuis un temps suffisant, n'étaient pas immunisés, mais ils étaient certainement « sensibilisés » par rapport aux animaux neufs. Ce phénomène nouveau méritait une appellation spéciale. Nous lui avons donné le nom d'anaphylaxie. »

Cette anaphylaxie (qui veut dire, d'après ses racines grecques, le « contraire de la protection ») bouleverse toutes les notions existantes sur l'immunisation et, du même coup, déclenche un peu partout de nouvelles recherches dont la synthèse est réalisée en 1906 par l'Autrichien Clemens von Pirquet qui affirme que le « choc anaphylactique », mis en évidence par Richet et Portier, est plus fréquent qu'on ne pense, qu'il n'est pas toujours mortel et qu'il se manifeste le plus souvent par des symptômes bénins. Il explique, en effet, que le corps humain mis en contact avec une substance quelconque, même la plus inoffensive en apparence, peut subitement manifester à cette substance une réaction différente de sa réaction habituelle, cette « sensibilisation » pouvant donner naissance à des maladies. Il baptise à son tour cette réaction inhabituelle d'un nom qui va faire fortune : allergie (du grec *allos :* autre et *ergos :* réaction) et la substance sensibilisante est appelée allergène.

D'innombrables travaux ont tenté depuis de percer le secret de cette « réaction inhabituelle » et d'établir les frontières précises qui séparent les proches parentes que sont l'anaphylaxie, l'allergie et l'immunité dont Maurice Bariéty et Charles Coury disent qu' « elles constituent trois expressions différentes du « souvenir biologique » que laisse à l'organisme la première intervention d'un antigène donné »[1]. On a, bien entendu, dressé une liste impressionnante de tous les facteurs susceptibles de provoquer des accidents allergiques ; ils se multiplient de jour en jour ainsi que nous l'avons vu plus haut et le problème n'est donc

1. *Histoire de la médecine*, Librairie Arthème Fayard.

plus de les identifier tous mais de les empêcher, quels qu'ils soient, de provoquer des dégâts, d'où la nécessité de connaître avec précision les mécanismes immunologiques de l'allergie.

En voici le schéma très simplifié. Pour se défendre contre tout corps étranger (antigène) introduit chez lui, notre organisme fabrique des anticorps qui combattent l'envahisseur et assurent notre immunité. Une des phases de cette réponse immunitaire est marquée par une inflammation locale qui, en modifiant notamment la perméabilité des vaisseaux dans le tissu exposé à l'antigène, permet aux anticorps fabriqués dans le sang d'arriver jusqu'à l'antigène et, celui-ci étant neutralisé, la réponse immunitaire prend fin. « La différence entre une personne non allergique et une personne allergique à un antigène donné, explique le Dr Benveniste, est que la première développe une réponse immunitaire complète — la plupart du temps sans même noter la phase inflammatoire — alors que la seconde reste « bloquée » au stade de la réponse inflammatoire qui devient excessive. » Ce « blocage » serait dû — j'emploie le conditionnel car les spécialistes ne sont pas tous d'accord sur ce point — à un excès des anticorps particuliers appelés immunoglobines de type E (en abrégé IgE) que l'organisme a fabriqués après sa première rencontre avec l'antigène et qui se fixent à la surface de certaines cellules spécialisées présentes dans les tissus — les mastocytes et les basophiles. Ces deux sortes de cellules possèdent d'abondantes granulations qui contiennent de nombreuses substances chimiques, notamment de l'histamine. Or, chez les allergiques, la combinaison antigène-anticorps IgE sur la membrane cellulaire est le signal d'un phénomène baptisé « dégranulation », c'est-à-dire de la libération du contenu des granules et du déversement de l'histamine, ce qui, en accroissant de façon excessive la perméabilité des vaisseaux situés à proximité, a pour résultat d'entraîner une fuite des protéines hors de la circulation sanguine et en particulier d'autres anticorps spécifiques de l'antigène appelés immunoglobulines de type G (IgG), ce qui fait que ceux-ci ne peuvent plus accomplir leur tâche qui est précisément la neutralisation de l'antigène, d'où l'apparition des symptômes qui caractérisent l'allergie, soit la persistance de l'inflammation locale des muqueuses, nasales pour le rhume des foins, bronchiques pour l'asthme...

Partant de ladite dégranulation, le Dr Benveniste a mis au point un test de dépistage des allergies qui porte son nom et qui constitue un progrès considérable dans ce domaine puisqu'il permet d'éviter les innombrables tests cutanés par piqûres sur le bras qu'on infligeait aux malades. Une simple prise de sang suffit pour observer « in vitro » la réaction des basophiles après contact avec un allergène : un colorant spécifique permet de colorer les granules des basophiles à l'exclusion de tout autre élément cellulaire ; si les basophiles ne se colorent plus, c'est qu'ils ont perdu leurs granulations, ce qui est la preuve de l'allergie ; au contraire, s'ils restent colorés, c'est que le sujet est non allergique à l'antigène testé.

« *Pas de « dramatisation » particulière...* »

Nous venons de refaire, à quelques variantes près, l'itinéraire qu'a parcouru le Dr Jean-Claude Truffier avant de sortir de l'anonymat. Certains d'entre vous estimeront peut-être que je m'y suis trop attardé ; je pense au contraire que l'évocation de tous ces éléments apporte l'éclairage indispensable à la compréhension de la partie du dossier que nous allons aborder maintenant : la partie publique — et souvent aussi polémique — rattachée à la cure d'œufs de caille et à ses résultats.

Le prix Marcel Zara — qui récompense chaque année une recherche médicale originale — est décerné au Dr Truffier et celui-ci, quelque temps plus tard, en mars 1978, publie dans la revue *La Clinique* un article dont j'ai déjà donné des extraits. Il y souligne qu' « il a été traité depuis 1968 plus de 800 malades dont une soixantaine depuis 8 à 10 ans. Plus de 200 observations ont été faites par des allergologues, pédiatres ou généralistes étrangers à l'expérimentation avec, la plupart du temps, tests cutanés, avant et après traitement, parfois à plusieurs reprises », et il déclare : « Nous pensons actuellement obtenir 80 % de bons résultats chez l'enfant (voire 90 % chez l'enfant de 2 ans et demi à 5 ans), 50 %, parfois plus, selon l'affection chez l'adulte », citant des chiffres précis : sur 45 malades contrôlés par un service d'allergologie de faculté, environ 60 % de bons résultats ; sur 18 malades tous enfants en service hospitalier, 17 bons résultats ; sur 25 cas d'allergies diverses adultes et enfants, un seul échec net.

Il ne semble pas que ces résultats — pourtant dignes d'intérêt dans un domaine aussi aléatoire que celui de l'allergie ! — aient trouvé grand écho dans la presse médicale spécialisée. Ils en ont eu par contre parmi les journalistes d'information et c'est ainsi que Gérard Bonnet, dans *Le Nouvel Observateur* du 15 mai 1978, consacre un important — et courageux — article aux recherches du Dr Truffier avec pour titre « L'allergie vaincue par un œuf » et pour sous-titre « Un brave médecin de campagne et un éleveur de cailles essaient d'imposer leur « remède-miracle » au monde savant, qui se défend bien ». Vous devinez que le texte ne comporte pas que des roses pour les milieux officiels de la santé et de la recherche — on y lit notamment : « La recherche, dans le monde contemporain, est une profession organisée, dont les programmes sont définis à priori, les budgets arrêtés à l'avance. Tant pis pour les idées originales, pour les francs-tireurs qui n'arrivent pas à se couler dans le moule » —, d'où une réaction quasi automatique de la part desdits milieux sous la forme d'une mise au point d'un chercheur officiel soulignant que dans « un problème difficile » comme celui de l'asthme « il faut essayer de jauger la valeur » de toute méthode qui présente quelque vraisemblance et paraît inoffensive, ce qui est en cours pour celle du Dr Truffier dont « la bonne foi n'est pas douteuse », concluant que « le problème « œuf de caille » existe et doit être étudié, mais ne mérite pas de « dramatisation » particulière ».

Sans chercher davantage à « dramatiser » qu'il ne l'a fait dans son premier article, un an plus tard, *Le Nouvel Observateur* agite de nouveau le grelot qu'il a accroché aux basques de la haute bourgeoisie médicale, mais cette fois le ton est sensiblement plus soutenu. En effet, « le document de la semaine » de son numéro du 16 juillet 1979 a pour titre : « Santé : un chercheur accuse... » ; il s'agit de l'interview par Anne Gaillard — dont les téléspectateurs ont apprécié la personnalité percutante — d'un « des chercheurs français les plus renommés à l'étranger », le Dr Jacques Benveniste, ancien chef de clinique devenu maître de recherches à l'I.N.S.E.R.M., membre de l'Association américaine d'Immunologie [1], l'inventeur précisément du test dit de « dégranulation » des basophiles lequel, ainsi que nous l'avons vu, sert à la fois l'intérêt des malades en leur épargnant la corvée des tests cutanés en série et celui de la science en lui faisant faire un pas en avant dans l'exploration des terres inconnues de l'allergie.

Avec une verve et un franc-parler qui n'ont certainement pas dû déplaire à ma consœur, le Dr Benveniste dénonce notre système médical et scientifique « qui donne une prime à la soumission, au conformisme », affirmant qu'il est « impossible d'aller bien loin sans lécher les bottes » et qualifiant de « gens médiocres » certaines de nos sommités nationales « absolument inconnues à l'étranger » du fait qu' « ils n'ont rien apporté à la recherche ». Et il en vient tout naturellement à aborder le problème de l'œuf de caille — le seul qui nous préoccupe ici, encore qu'il ne soit pas mauvais d'entendre de temps en temps d'autres opinions que les officielles ! — ce qui nous apporte d'intéressantes précisions et provoque aussi des mises au point facilement

1. Il faut rappeler que c'est au cours des travaux qu'il a effectués outre-Atlantique avec Peter M. Henson et Charles C. Cochrane qu'il a découvert, en 1972, une substance responsable de nombreuses maladies allergiques, inflammatoires et vasculaires, car elle intéresse à la fois les globules blancs et les plaquettes sanguines, qui sont les cellules de la coagulation, substance appelée « platelet activating factor » (P.A.F.).

prévisibles en raison des flèches que le chercheur décoche au fil de ses propos.

La machinerie cellulaire n'a pas de psychisme

De ce « Courrier »[1], nous ne retiendrons que ce qui échappe à la polémique — aussi stérile en science qu'en politique — pour ne garder que ce qui peut éclairer notre enquête ; c'est-à-dire une lettre du Dr Truffier qui s'attache à corriger ce que certains propos du Dr Benveniste pouvaient avoir d'excessif, indiquant que si effectivement « tout n'a pas été pour le mieux, dans le monde médical en particulier » à son égard, il a eu tout de même d'appréciables soutiens qu'il énumère de la part d'universitaires et de personnalités de valeur. Ce à quoi le Dr Benveniste répond : « Que le Dr Truffier se rassure quant aux réactions éventuelles des « sommités » car la solution ne fait guère de doute : ou bien il existe un principe antiallergique dans l'œuf de caille et nous parvenons à l'isoler et à le mettre à la disposition des malades — dans ce cas, que vaudront les oppositions ? — ; ou bien ce sera un échec et nous nous serons trompés. Le droit permanent à l'erreur fait partie du métier. »

Avant de poursuivre l'examen des autres documents figurant dans le dossier du Dr Truffier, je dois mentionner encore deux points importants, sur le plan médical, de l'interview du Dr Benveniste. Le premier démolit un des arguments favoris des conformistes : « Nous avons décelé, déclare le chercheur, des effets sur les cellules elles-mêmes : cela permettait d'affirmer que l'administration d'œufs de caille n'avait pas seulement un effet psychique genre placebo sur l'individu mais bien sur la machinerie cellulaire qui, elle, n'a pas de psychisme[2] (...) Nous

1. *Le Nouvel Observateur* du 10/9/79.

2. Les animaux n'en ont pas davantage et c'est pourquoi je crois utile de signaler au passage le témoignage d'un vétérinaire, ami du Dr Truffier venu rendre visite à ce dernier alors que je me trouvais chez

sommes en train de voir si nous pouvons reproduire cet effet sur des cellules réactives chez l'animal ». Le second est le contrepoint des préoccupations du Dr Truffier que j'évoquais au début de ce chapitre. Répondant à Anne Gaillard qui s'inquiétait de savoir si le traitement ne comportait aucun risque et si les gens sur qui on l'essayait étaient au courant de son caractère expérimental, il rappelle que « c'est un traitement purement naturel, presque diététique », et, après avoir souligné que les sujets sont uniquement des volontaires qui se disent qu'après tout ce qu'ils ont subi ils ne risquent vraiment rien à faire une cure d'œufs de caille, il poursuit :

« Effectivement, sous contrôle médical, nous n'avons jamais vu le moindre accident, mais je dois signaler qu'à partir du moment où nous avons commencé à parler d'œufs de caille, et que cela a transparu dans la presse, des financiers-médecins ont commencé à lancer sur le marché des œufs de caille, avec comme argument publicitaire l'effet de ces œufs dans le traitement de l'allergie. C'est aussi très exemplaire [1]. *Il faut donc absolument informer le public des précautions à prendre et commencer par lui dire que les allergiques doivent être d'abord protégés contre l'effet éventuel des œufs de caille, que si, d'autre part, on ne respecte pas la posologie qui a été définie par des chercheurs cliniciens ou des chercheurs en laboratoire, cet usage peut être totalement inefficace, ce qui risque de déboucher sur une véritable escroquerie médicale.* »

lui : quand il a su pourquoi j'étais là, il m'a raconté comment il avait guéri un vieux berger allemand asthmatique en lui faisant manger des œufs de caille, ajoutant qu'il avait répété l'expérience sur d'autres chiens avec des résultats identiques.

1. Réflexion qui fait allusion à ses critiques précédentes sur la mentalité du monde scientifique en France.

Maintenir les gens dans leur milieu naturel

Revenons au dossier. Y figurent des articles parus dans la presse médicale, qui ont cette particularité de se rejoindre tant par leur contenu que par l'esprit dans lequel ils ont été écrits. Ainsi, un professeur, chef du service « pneumologie » d'un établissement hospitalier d'une grande ville de province, donne le bilan d'une expérimentation portant sur un groupe de treize patients tous allergiques — avec accident aigu nasal ou bronchique — aux poils et squasmes de chat, chien, cheval ou rat. « Ces malades, dit-il, ont été nettement améliorés 5 fois, le résultat a été nul 4 fois et 4 fois douteux ; le test de Benveniste aux basophiles qui était positif chez 9 d'entre eux est devenu moins positif 5 fois, plus positif une fois et resté stable 3 fois, sans qu'il y ait corrélation entre ce changement biologique et le résultat clinique obtenu » ; et de conclure que « Comme le Dr Truffier le comprend lui-même très bien, une accumulation de faits thérapeutiques ne constitue jamais une preuve, à moins que tous les faits observés ne plaident véritablement dans le même sens », d'où la nécessité dans une maladie dont « l'évolution est si aléatoire, le rôle du psychisme si important », de procéder à des essais contrôlés en double aveugle avec poudre d'œuf de caille contre poudre de placebo, essais en dehors desquels « il n'y a pas de salut puisqu'ils constituent la seule vérification de l'efficacité » — ce qui n'est évidemment pas pour demain, compte tenu de la lenteur des recherches...

Ainsi sous la plume d'autres praticiens moins galonnés retrouve-t-on la même dualité : la reconnaissance qu'il se passe effectivement quelque chose (« des tests immunologiques prouvent l'action de l'œuf de caille », « nous avons constaté qu'il y a des résultats cliniques ») et la mise en garde contre des risques possibles (« une aggravation de symptômes entre le 3ᵉ et le 5ᵉ jour implique une surveillance médicale stricte », « il importe donc de rester prudent malgré une campagne publicitaire prévisible en faveur de la consommation de l'œuf de caille à usage thérapeutique »). A noter aussi un article du Dr Jacques Benveniste où il déclare : « J'ai appris que d'autres équipes volaient au secours de la victoire, ce qui est un bien car la compétition, en recherche, est bénéfique ! » ajoutant ces réflexions pleines de sagesse : « Il faut sûrement apporter une certaine modération vis-à-vis d'un enthousiasme prématuré. Pourtant, un des intérêts de ce traitement est de permettre au sujet de rester dans son milieu. Or, il est très important de maintenir les gens dans leur milieu naturel. »

Bien entendu, fidèle à la mission qui est sa raison d'être pour ce qui touche les problèmes de santé, *L'Impatient* (mai 1980) publie un article de Catherine Drouault intitulé « La guérison dans l'œuf ? » Y sont rapportés les propos d'un dermatologue de la station thermale de La Roche-Posay qui souligne que les résultats varient en fonction des souches dont proviennent les œufs de caille [1] et qui déclare : « En ce qui concerne notre expérience, le pourcentage de réussite est faible : entre 10 à 25 %. Nous pouvons expliquer cela par le fait que les malades que nous soignons à La Roche-Posay, eczémateux, accessoirement asthmatiques ou porteurs d'une rhinite spasmodique, sont des malades atopiques graves chez qui tout traitement a échoué. De plus, nous avons constaté que plus la maladie était ancienne, plus les résultats nous paraissaient médiocres. » A la question « peut-on essayer cette méthode sans avis

1. Il s'agit là d'un point important sur lequel on n'insistera jamais assez. En effet, non seulement il faut être assuré des qualités biologiques et de fraîcheur des œufs utilisés, mais il faut aussi savoir de quelle souche ils proviennent car il est prouvé, depuis les travaux de chercheurs américains réalisés en 1960, qu'il existe des variations biochimiques considérables — de 1 à 4 — des différents constituants du blanc d'œuf selon les souches. Aussi le Dr Truffier rappelle-t-il inlassablement à ses confrères que la posologie qu'il a établie n'est faite que pour la souche B Mina. « Une souche trop riche en principe actif, dit-il, peut, à cette posologie, provoquer trop d'effets secondaires ; une souche trop pauvre, trop peu d'effets thérapeutiques. Il semble même qu'à l'intérieur de la souche il y ait des variations saisonnières (résultats cliniques plus favorables d'octobre à début juillet). »

médical ? » il dit : « En théorie, rien ne s'y opposerait, mais nous estimons que l'automédication, à ce stade de la recherche, n'est pas recommandable. Car il s'agit d'une méthode simple, efficace, partant d'une idée nouvelle, mais qui ne doit pas être utilisée n'importe comment, par n'importe qui, sans s'aider d'un mininum de garanties et d'examens biologiques. »

Dans ses numéros suivants, *L'Impatient* revient sur la question dans sa rubrique courrier par la plume d'une lectrice de Strasbourg, Mme Martine G., qui avait déjà écrit (*L'Impatient*, septembre 1979) pour rapporter son expérience personnelle : affligée d'un rhume des foins rebelle à tous les traitements qui lui avaient été prescrits, elle avait eu connaissance de la technique du Dr Truffier par le premier article du *Nouvel Observateur* de mai 1978. « N'ayant plus rien à perdre, raconte-t-elle, j'essayai les œufs de caille. Je gobai un œuf à jeun le matin, un autre le soir avant le coucher ; l'œuf était cru, bien entendu. Le résultat fut spectaculaire. Au bout de 4 jours, j'avais oublié le rhume des foins et recouvré la santé. J'ai recommencé mon traitement cette année avec le même succès. » Aussi s'élève-t-elle contre la trop grande prudence recommandée par le dermatologue de La Roche-Posay : « Pour ma part, dit-elle, il me semble que n'importe quel patient peut prendre l' « immense » responsabilité d'avaler deux minuscules petits œufs par jour… » — ce qui est peut-être exact pour 999 personnes sur 1 000, mais peut aussi être funeste à la millième, d'où la nécessité, maintes fois répétée, tant par le Dr Truffier que par le Dr Benveniste, de faire précéder tout traitement par un test mettant le sujet à l'abri de toute mauvaise surprise…

Pensée scientifique et simple bon sens

Enfin les derniers éléments du dossiers sont des documents concernant les expérimentations médicales qui offrent, nous allons le voir, ample matière à réflexion. Le premier est un mémoire pour le C.E.S. de Pneumophtisiologie de Marseille ; il est daté de 1980 ; son auteur est Michèle Gay et son titre « Traitement des allergies respiratoires par les œufs de caille. » Il évoque évidemment les « 2000 cas d'allergies respiratoires, cutanées et même digestives, guéries par la consommation d'œufs de caille » dont fait état le Dr Truffier, ajoutant toutefois que « ces résultats ne sont pas interprétables sur le plan scientifique » et qu'« il serait souhaitable qu'une étude concise, avec des critères objectifs, permette d'en tirer des conclusions précises pour faire sortir cette nouvelle thérapeutique de l'empirisme actuel », ce qui correspond effectivement au souhait général : inventeur de la méthode, corps médical et surtout malades qui ne comprennent pas qu'on les prive d'un traitement qui a déjà soulagé tant de leurs semblables.

« Le but de l'étude, est-il donc précisé, est d'apprécier l'efficacité des œufs de caille, consommés crus, sur l'évolution clinique de l'asthme bronchique où le facteur allergique est prépondérant et confirmé par la clinique et les tests. » Les œufs utilisés proviennent de l'élevage de M. Cordonnier, autrement dit sont identiques à ceux que prescrit le Dr Truffier. Un premier groupe de malades était composé d'enfants atteints d'asthme bronchique typique de gravité II (8 à 60 jours de crise par an), gravité III (plus de 60 jours de crise par an) et gravité IV (asthme à dyspnée — difficulté de respirer — continue), le facteur allergique évident ayant été doublement confirmé par l'interrogatoire et les tests cutanés. « Les asthmes bénins à crises épisodiques, est-il souligné, ne peuvent entrer dans cette étude car il est difficile d'apprécier un résultat sur des enfants qui ne présentent que quelques crises par an » ; autre précision : les résultats sont uniquement « cliniques », c'est-à-dire portent sur l'amélioration de la symptomatologie et la tolérance à l'allergène.

Les voici : « L'effet bénéfique du traitement aux œufs de caille n'a pu être apprécié avec un recul de quelques mois que dans 4 observations sur 12, ce qui, somme toute, est assez décevant. En effet, il est rare qu'un asthme soit purement allergique. Chez l'enfant comme chez l'adulte, il y a une intrication de nombreux facteurs (allergique, infectieux, psychique). Ceci rend difficilement interprétable l'action des œufs de caille sur l'asthme dans la mesure où le bénéfice ne porte que sur la composante allergique. »

Ce texte appelle quelques remarques, qui ne sont sans doute pas dans la ligne de la pensée scientifique mais dans celle du simple bon sens : 1) puisque l'asthme est dû la plupart du temps à « l'intrication de nombreux facteurs » et qu'on sait d'avance que l'œuf de caille n'agit que sur un seul d'entre eux — le facteur allergique —, pourquoi entreprendre une expérimentation de laquelle on ne pourra tirer aucune conclusion précise sur l'action réelle de l'œuf de caille étant donné qu'on pourra toujours déclarer que, s'il y a un effet positif, celui-ci peut aussi bien provenir du psychisme et de l' « effet placebo » ? 2) comment, dès lors, peut-on déclarer qu'un tiers d'effet bénéfique (4 observations sur 12) est « somme toute, assez décevant », d'autant que la quasi-totalité des cas — et notamment tous ceux qui sont classés comme « succès thérapeutiques » — étaient anciens et plus ou moins héréditaires ? 3) enfin, il y a les « succès thérapeutiques », les guérisons dont on imagine ce qu'elles représentent pour les petits malades et leurs familles. C'est pourquoi je crois nécessaire de rapporter brièvement ces observations suffisamment éloquentes :

Christophe, 7 ans et demi — eczéma dès la première enfance, puis apparition de bronchites chroniques asthmatiformes à répétition — testé à l'âge de 5 ans : positivité à la poussière de maison et aux dermatophagoïdes [1]. Désensibilisation mal supportée : toux spasmodique à chaque injection; d'où arrêt de la désensibilisation. « Il s'agit d'un asthme de type III à forte composante allergique. » Traitement aux œufs de caille en janvier 1979. Bien supporté. Revu en consultation en février et avril 1979. Absence de

1. Ce sont des acariens minuscules — un tiers de millimètre de long — qui pullulent dans les poussières domestiques et en particulier celles des matelas.

crise ; tout au plus parfois quelques quintes de toux spasmodique. Revu en janvier 1980. Absence totale de crise d'asthme.

Emmanuel, 4 ans — rhino-bronchites spasmodiques à répétitions à partir de l'âge de 2 ans et demi. Asthme aggravé principalement lorsqu'il se rend chez sa tante qui a un chat. Les tests cutanés confirment une allergie à la poussière de maison, aux dermatophagoïdes et aux poils de chat. Traitement aux œufs de caille en novembre 1978. Cure bien faite et bien supportée. « Nette amélioration de l'asthme et surtout contact avec le chat sans problème. Recul d'un an. »

Frédérique, petite fille de 9 ans ayant des bronchites asthmatiformes dans la première enfance, puis apparition d'un asthme évoluant de façon per-annuelle avec une recrudescence en automne et en hiver. Tests cutanés positifs à la poussière de maison et aux dermatophagoïdes ; nette sensibilité clinique à la poussière. Traitement aux œufs de caille en décembre 1978. Cure bien suivie et bien supportée. « Ne présente plus que quelques crises d'asthme banales vite résolutives. Vie familiale et sociale devenue normale. Recul d'un an. »

Jean-Jacques, 8 ans, avec grand-mère et mère asthmatiques. Début des troubles à l'âge de 2 ans : bronchites spasmodiques infectieuses, puis installation d'un asthme sec. Tests cutanés positifs à la poussière de maison et aux dermatophagoïdes. Traitement aux œufs de caille en mars 1979. Toujours « cure bien faite et bien supportée » avec aboutissement suivant « nette amélioration puisque, sur une période de 10 mois, il n'a présenté que 2 crises d'asthme banales vite résolutives avec un suppositoire de Théophylline » (traitement classique de l'asthme).

Eviter aux allergiques des « vies d'infirmes »

Si l'on examine le bilan du second groupe composé d'adultes, on découvre d'abord que sur les 30 malades sélectionnés au départ, 14 ont dû être récusés car 4 ont abandonné le traitement avant la fin et 10 ont été perdus de vue. Il ne reste donc que 16 observations exploitables : 8 femmes et 8 hommes. Les résultats s'établissent ainsi : chez 6 malades, l'échec clinique fut total ; 5 malades ont présenté une amélioration clinique partielle ou temporaire ; enfin 5 observations « peuvent être classées dans les succès thérapeutiques ».

La conclusion de cette étude n'est cependant pas ce qu'on pouvait imaginer. La voici : « Malgré le petit nombre de résultats positifs, il semble qu'il faille approfondir l'expérimentation de cette nouvelle thérapeutique. On doit s'orienter vers les troubles respiratoires où le facteur allergique est prépondérant. Si une amélioration clinique, si minime soit-elle, est perçue, on peut répéter le traitement sans inconvénient puisqu'il est inoffensif. »

Le dernier document du dossier rend compte, lui aussi, d'une expérimentation médicale. Il s'agit d'une communication « très simple et sommaire » — c'est ainsi qu'elle est qualifiée par ses auteurs — présentée le 6 décembre 1980 à la réunion de la conférence d'immuno-allergologie appliquée de Lyon sous le titre « Œufs de caille et allergie infantile ». Il y est précisé qu'elle a été menée à la consultation d'Allergologie du Dr Carron de l'hôpital Debrousse « afin de se faire une opinion personnelle sur cette nouvelle thérapeutique ».

Ont été mis en traitement 75 enfants dont l'âge va de un an à 15 ans, comprenant des asthmes allergiques et non allergiques, des pollinoses sans asthme, des fragiles respiratoires et une conjonctivite allergique. A noter cette remarque qui a son importance : « Nos premiers traitements ont été faits avec des œufs d'élevages locaux. Nous avons essayé ensuite de nous procurer les œufs directement chez l'éleveur guéri de son asthme, en adressant nos petits malades à l'Etablissement Cordonnier Père et Fils. » Venons-en au bilan :

« Globalement : en dehors des dossiers inutilisables, cela fait : 55 observations, 16 bons résultats (dont 3 guérisons), 39 échecs, soit 29 % de bons résultats, ce qui est très proche de l' « effet placebo ». En conclusion : nous n'avons pas retrouvé les succès spectaculaires et définitifs annoncés dans la littérature. Pour nous, l'efficacité des œufs de caille est douteuse ; en effet, cette efficacité n'est pas supérieure à l' « effet placebo ».

C'est l'exécution nette et sans bavure. On peut toutefois se demander : 1° si les résultats n'auraient pas été meilleurs en conduisant l'expérimentation uniquement avec les œufs de caille de la souche qu'utilise le Dr Truffier[1] ; 2° si le fameux « effet placebo » auquel se réfère toujours le monde scientifique — surtout lorsqu'il cherche à minimiser la portée d'une thérapeutique née en dehors de son cénacle — aurait abouti à des résultats identiques.

De même que viennent tout naturellement à l'esprit quelques interrogations que les principaux intéressés, les 7 à 8 millions de Français atteints d'allergie, doivent se poser :

Est-il normal d'attendre, pour utiliser couramment la cure d'œufs de caille, qu'on soit parvenu à en connaître avec précision le mode d'action — c'est-à-dire le principe actif ? On n'est toujours pas totalement éclairé sur la façon dont intervient l'aspirine et pourtant on ne songe pas à en priver ses innombrables usagers...

Est-il normal de mettre en doute les vertus thérapeutiques de l'œuf de caille parce que ses bons résultats sont « très proches de l'effet placebo » ou qu'on considère comme « assez décevant » de n'obtenir qu'un tiers d'effets bénéfiques ? Certes, l'idéal serait d'enregistrer des « succès thérapeutiques » à 100 %, mais quels sont les traitements des affections de l'estomac, du foie, du cœur ou de l'intestin — ne parlons pas du cancer ! — qui peuvent se prévaloir d'un tel palmarès, et pourtant ils sont reconnus et prescrits journellement...

A la fin de l'entretien que j'ai eu avec lui, le Dr Jean-Claude Truffier m'a dit : « Qu'on laisse la recherche se

1. Relire à ce propos la note de la page 195.

faire, cependant un fait est certain : depuis dix ans, nous avons, avec l'œuf de caille — dont l'innocuité est totale sous conditions des tests indiqués —, les moyens d'éviter à des millions d'allergiques des vies d'infirmes. » D'où une ultime question : est-il normal de le leur laisser ignorer ?

XI

LA « CULTURE PSYCHO-SENSORIELLE » (méthode Quertant)

tics
bégaiement
insomnie
migraines
perte de mémoire
angoisses
anorexie
dyslexie
déséquilibre
psycho-somatique
énurésie
dépression nerveuse
troubles caractériels
inadaptés scolaires

Georges Quertant aurait été autrichien, espagnol, hindou ou suédois, son nom serait aujourd'hui connu dans le monde entier et sa méthode, objet de nombreux ouvrages, serait appliquée partout avec des résultats dont on saluerait unanimement les bienfaits sur des millions d'humains qui, grâce à elle, auraient retrouvé équilibre, santé et joie de vivre.

Malheureusement pour ceux qui pourraient bénéficier d'une découverte d'une portée comparable à celle de la psychanalyse par Freud, de la sophrologie par Caycedo, du yoga par les sages de l'Inde ou de la gymnastique suédoise par Ling, ce pédagogue-né, ce chercheur aussi génial que modeste, était français, ce qui explique que sa méthode, appelée « Culture Psycho-Sensorielle », ait été mise sous le boisseau par les milieux qu'elle risquait de déranger et qu'en dehors de passionnés de la recherche comme le Dr Ropars [1], qui m'en a révélé l'existence au cours d'une de nos conversations, elle est pratiquement ignorée du grand public aussi bien que du corps médical et du monde de l'enseignement dont elle devrait pourtant devenir un précieux auxiliaire.

Disons, pour vous donner sans plus attendre une idée de son principe et de son intérêt, qu'elle est une sorte de gymnastique du système nerveux, une espèce de mécanothérapie des centres du cerveau, qui, à partir de *mouvements volontaires*, vise à la normalisation de *mécanismes involontaires* qui sont à l'origine d'un grand nombre de troubles fonctionnels somato-psychiques et psycho-somatiques tels que tics, bégaiement, insomnie, migraines, énurésie, onychophagie, troubles de l'attention et de la mémoire, dyslexie, anorexie, angoisses, phobies, obsessions, hyperémotivité, incapacité de concentration, etc., lesquels constituent un lourd handicap pour beaucoup de sujets de tous les âges — conséquence appréciable : la normalisation desdits mécanismes aboutit à la disparition complète des troubles et ce dans 90 % des cas...

Le guide et les « tables de la loi »

Depuis la mort de Georges Quertant en 1964, sa fille Marguerite — qui avait été longtemps sa fidèle collaboratrice — a pris le relais et, avec le même enthousiasme et la même abnégation que son père, assume une triple tâche :

1° continuer à appliquer la méthode à Cannes (où elle a pris naissance) à tous ceux pour qui elle doit être bénéfique — et ils sont nombreux, qu'ils soient envoyés par des médecins de la région qui se sont intéressés aux travaux de

1. Voir chapitre XIII du tome I de *Tous les espoirs de guérir*.

Quertant ou qu'ils viennent de leur propre chef après en avoir constaté les résultats spectaculaires sur des proches ou des amis littéralement transformés, lesquels constituent la plus convaincante des publicités ;

2° assurer la formation de nouveaux instructeurs — hommes et femmes, en majorité des jeunes ce qui contribue à faciliter les contacts avec les enfants et les adolescents qui constituent un noyau important de la clientèle puisque c'est souvent chez eux qu'apparaissent des troubles qu'on retrouvera aggravés à l'âge adulte si on ne les corrige pas sans attendre [1] — afin qu'ils essaiment et créent dans quelques grandes villes françaises des centres de « Culture Psycho-Sensorielle » (C.P.S. en abrégé) [2] ; mais cette formation est longue car elle exige un certain bagage scientifique (en physiologie et en physique notamment, vous comprendrez pourquoi tout à l'heure) et surtout une expérience pratique indispensable pour maîtriser parfaitement la bonne exécution des exercices ;

3° enfin, faire connaître, par des exposés et conférences, l'existence de la méthode au plus grand nombre possible de responsables de la santé publique et prolonger l'action de son père qui l'avait présentée dès 1937 au 1° Congrès International de Psychiatrie Infantile qui s'était tenu à Paris ou encore en avait défini les principes au Congrès de l'Union Nationale des Associations Régionales pour la Sauvegarde de l'Enfance et de l'Adolescence organisé à Marseille en 1953 ; elle préfère, quant à elle, se tourner

1. Les « Entretiens de Bichat » de 1983 nous apprennent que : *a*) au moins un enfant d'âge scolaire sur dix souffre de tics ; *b*) les tics transitoires durent de un mois à un an et disparaissent sans traitement, les tics chroniques durent toute la vie ; *c*) sur le plan thérapeutique, selon un spécialiste, « l'objectif n'est pas la suppression des tics mais de les réduire à un niveau acceptable par le sujet et son entourage » ; *d*) les « enfants du divorce » sont plus ou moins victimes d'instabilité nerveuse et de troubles plus profonds comme la dyslexie et le bégaiement.

2. Il en existe un à Monaco ; un autre s'ouvrira prochainement à Paris ; puis suivront Marseille et Strasbourg.

davantage vers l'étranger en raison de l'intérêt envers la C.P.S. qui s'y est manifesté dès la première occasion qui lui a été donnée d'en parler ; aussi la voit-on à Rome en 1967 pour la Semaine Internationale de Médecine Psycho-somatique, à Varsovie en 1970 pour le 2° Congrès de l'Association Internationale pour l'Etude Scientifique de la Déficience Mentale, à Monaco en 1975 pour le 2° Congrès International de Recherche Psychotronique, aux Etats-Unis en 1976 pour une série de conférences à l'appel de médecins membres d'organismes de recherches — « International Science Foundation » de Los Angeles, « Mankind Research Foundation » de Washington, « Sundays of the John Hopkins Hospital » de Baltimore —, le tout accompagné d'invitations alléchantes pour des stages ou des séjours prolongés, autant de signes qui portent à imaginer que la C.P.S. peut connaître un jour un sort identique à celui de la méthode Coué [1] dont on plaisantait en France mais que l'on prit enfin au sérieux lorsqu'elle nous revint d'outre-Atlantique avec l'étiquette de « médecine psycho-somatique »...

Je m'empresse d'ajouter qu'à la différence de l'attitude adoptée à l'égard du modeste pharmacien Emile Coué qui n'appuyait son « autosuggestion consciente » — c'est le nom savant de sa méthode — que sur des observations, personne ne songe à ironiser, ni chez nous ni ailleurs, sur les conceptions de Georges Quertant ou à élever le moindre doute sur la valeur de ses travaux, cela pour la simple raison que ceux-ci sont marqués du sceau d'un illustre savant dont les écrits et la philosophie ont bouleversé son époque : je veux parler de Claude Bernard, auteur, entre autres, de cette fameuse *Introduction à l'étude de la médecine expérimentale* sur laquelle se sont penchées tant de générations de bacheliers et que certains tenants de la chose médicale actuelle pourraient d'ailleurs relire avec profit...

Contrairement à d'autres qui, pour mieux glorifier leur trouvaille, s'évertuent à cacher la source d'où ils l'ont tirée,

1. Voir chapitre XI du tome II de *Nos grand-mères savaient...*

Georges Quertant, tout au long de sa vie, rappelle avec insistance que son maître à penser, celui qui lui apporta une véritable révélation, c'est le célèbre physiologiste. Dans une émouvante profession de foi qui termine un de ses ouvrages [1], il proclame qu'il doit tout à Claude Bernard : l'idée de créer la C.P.S., la discipline scientifique pour en rassembler les éléments, la méthode pour la réaliser. En peu de mots, tout est dit : on connaît le guide et les « tables de la loi », mais il est fascinant, à travers les souvenirs de sa fille et ses nombreux écrits, de suivre les étapes de la longue route qui l'a mené à sa méthode car si jamais cette notion de prédestination, de guidage vers l'accomplissement d'une mission fixée à l'avance, à laquelle je fais allusion dans une autre page [2], mérite d'être évoquée, c'est bien devant un exemple comme celui-ci — indéniablement, il était « écrit sur le grand rouleau » qu'il découvrirait la C.P.S. et en ferait cadeau à l'humanité...

Des 7 notes aux 7 couleurs

De père picard et de mère provençale, Georges Quertant voit le jour à Digne en 1894, mais c'est à Amiens qu'il passe les vingt premières années de sa vie et que, habité à la fois par le démon de la musique et celui de la pédagogie, il devient professeur de piano et de musicologie, titulaire à 17 ans des grandes orgues de l'église Saint-Germain et fondateur d'un septuor. Très proche de son frère Maxime, qui est médecin à l'asile Duruy, il le conduit souvent à sa consultation — il a été un des premiers possesseurs du « permis de conduire les automobiles » de la région ! — et, ayant lu dans la presse médicale des articles traitant du rôle de la musique en thérapeutique, il décide de donner, avec son orchestre de chambre, des concerts pour les malades

1. *Hommage à Claude Bernard — « Culture Psycho-Sensorielle » et prophylaxie nerveuse* — Cannes, 1949.
2. Voir le chapitre V du présent tome.

mentaux dont s'occupe son aîné. L'expérience est enrichissante, mais il se rend rapidement compte qu'il est matériellement et financièrement impossible de la poursuivre car il lui faudrait disposer, presque en permanence, d'un ensemble de musiciens — n'oublions pas que l'enregistrement et la reproduction du son n'en sont encore qu'à leurs premiers balbutiements...

Or, le jeune professeur de musique — qui a étudié, dans les livres de science de son frère, aussi bien l'organisation nerveuse de l'ouïe que celle de la vision — estime que les résultats obtenus avec l'excitant « son » pourraient l'être aussi bien avec l'excitant « lumière », élément plus stable et plus maniable, d'autant qu'il existe une analogie entre les 7 notes de la gamme et les 7 couleurs du spectre lumineux.

Evoquant cette expérience dans une conférence donnée en juin 1959, il déclare [1] : « J'obtins de beaux résultats qui, je l'avoue, dépassaient toutes mes espérances — et dont je ne pouvais expliquer le processus ! — à tel point que je conçus le projet d'aller plus loin dans cette voie et de réaliser des méthodes de culture physique nerveuse en parallèle à ce que le poète Ling, au XIXe siècle, avait fait pour les muscles [2]. Vint la guerre de 1914. Je n'avais que vingt ans... » Il en revient mûri, plus décidé que jamais à « construire au lieu de détruire », mais conscient que pour parvenir au but qu'il s'est fixé, sa culture générale est nettement insuffisante. « J'avançai donc à tâtons, poursuit-il, recherchant — dans les ouvrages de pédagogie, de philosophie, de physiologie, de psychologie, etc. — un appui, et c'est alors qu'un jour, je pris connaissance de l'œuvre de Claude Bernard. »

Il faut préciser qu'à l'époque Georges Quertant, réformé de guerre, s'est établi à Cannes (où sa famille s'est repliée

1. *Annales de la Société Scientifique et Littéraire de Cannes et de l'Arrondissement de Grasse* — tome XV, 1962.

2. Per-Henrik Ling, poète suédois, né à Ljunga en 1776, mort à Stockholm en 1839, créateur de la gymnastique suédoise dont il a exposé la théorie en 1840 dans *Les fondements généraux de la gymnastique.*

lors de la deuxième offensive allemande) comme professeur de musique et de chant choral aux lycées Carnot et Jules-Ferry, et qu'il est désormais tout seul pour poursuivre ses recherches, son frère Maxime, gazé sur le front, étant mort à l'âge de 36 ans.

Cette rencontre avec le grand maître de la médecine expérimentale est pour lui « une révélation ». Il élabore donc un programme et un plan de travail selon les directives du « guide merveilleux » qu'il s'est choisi. Il le confesse lui-même, ces études furent ardues et difficiles du fait qu'il les poursuit sans le soutien et les facilités qu'apporte une école et qu'il doit en même temps assurer ses occupations professionnelles musicales, mais il s'empresse d'ajouter que, « grâce aux leçons de Claude Bernard, toute chose paraissait simple, nette et claire ». Et c'est en prenant connaissance de sa 10e leçon sur *La Physiologie et la Pathologie du système nerveux* de 1858 qu'il a sa seconde révélation, celle qui va le conduire à la découverte de sa méthode, lorsqu'il lit cette phrase : « *En apprenant à manier ces organes nerveux et qui servent de régulateurs aux fonctions, la physiologie nous donnera les moyens d'action sur les manifestations les plus élevées des êtres vivants.* »

« En écrivant ces lignes, dit Quertant, Claude Bernard n'ouvrait-il pas une nouvelle voie à la pédagogie et cela en pleine conscience et sûr de ce qu'il avançait (...) ; n'incitait-il pas les pédagogues à instaurer une pédagogie ayant pour base la neuro-psycho-psysiologie expérimentale ? (...) Ne donnait-il pas la clé d'un des plus grands problèmes touchant l'amélioration de l'être humain ? (...) Il était évident qu'il préconisait de créer et de réaliser une gymnastique des agents et centres nerveux, en parallèle et analogie à la gymnastique musculaire », et c'est ce que, « après mûre réflexion, le professeur de musique prit l'inébranlable résolution » de faire...

L' « *enfant nerveux* » *et le* « *professeur de musique* »

Commence alors pour lui un travail dont il est impossible d'imaginer l'ampleur et la difficulté. Il lui faut en effet connaître parfaitement les organes nerveux et le mécanisme de leur fonctionnement, définir et contrôler le rôle des agents excitateurs externes et internes. Il étudie donc l'anatomie et la physiologie du système nerveux ainsi que les sciences physiques et, pour mieux comprendre, en pédagogue-né, il réalise des méthodes spéciales et personnelles pour simplifier et rendre plus assimilable l'étude de ces sciences (méthodes graphiques et schématiques en couleurs dont on retrouve la marque dans plusieurs de ses ouvrages), ce mode de travail devant lui rendre d'immenses services par la suite lors de l'élaboration de la C.P.S. car, ainsi qu'il le souligne, « les voies et centres des arcs réflexes, les connexions des systèmes entre eux, devenaient plus simplifiés, plus apparents, plus repérables, plus objectifs, plus identifiables, permettant de mieux apercevoir et de mieux situer les inter-réactions des divers rouages du mécanisme unique qu'est la machine nerveuse ».

Pour la partie expérimentale, si importante aux yeux de son maître Claude Bernard, il sait qu'il doit abandonner toute idée d'expérimentation en laboratoire et il exploite donc une technique particulière : professeur et chef d'orchestre, il arrive, par une observation soutenue, à faire des remarques des plus précieuses sur ses élèves et les musiciens qu'il dirige et peut « étudier à fond, non les animaux, mais des êtres vivants, sentants, pensants et agissants ». Il constate, par exemple, qu'un jeune élève qui ne pouvait pas lire les notes de musique (il voyait mal) n'arrivait pas non plus à discerner s'il jouait faux ou juste (il entendait mal), ni à jouer les mains ensemble (il était inhabile tactile). Or, un examen médical, pratiqué par des spécialistes, affirmait que les organes des sens étaient sains et bien conformés ; donc, ces difficultés ou ces déficiences provenaient d'un trouble nerveux généralisé aux trois sens,-

même aux quatre car le jeune élève parlait également mal. Ses professeurs, consultés, émettaient l'avis que ledit enfant était un élève distrait, dissipé, sans mémoire, avec des résultats scolaires très médiocres. Le médecin de famille, questionné à son tour, émettait l'avis que cet enfant était atteint de troubles fonctionnels, était un hépatique, un déficient léger, un lymphatique, en résumé un « nerveux ». Quant aux parents, ils se plaignaient du caractère difficile, capricieux, instable, des insomnies, des tics et des manies de leur enfant. D'où l'observateur Georges Quertant déduit que ces troubles fonctionnels affectaient simultanément le système sensoriel, le système neuro-végétatif et les fonctions psycho-physiologiques de l'enfant et que cette conjugaison de troubles était due à une fonction déficiente d'un centre qui régule l'ensemble de ces fonctions, ses observations faites sur des centaines d'enfants lui ayant montré que la conjugaison des troubles était toujours constante.

D'où l'idée d'essayer les premières méthodes éducatives et rééducatives du système nerveux qu'il a mises au point à partir de certaines techniques musicales de son invention : après les avoir pratiquées pendant quelque temps, le jeune élève voyait mieux, entendait mieux, parlait mieux et sa tactilité était plus précise, plus coordonnée ; bien plus, il travaillait mieux en classe, était plus attentionné, plus appliqué, plus discipliné ; son caractère était plus souple, plus normal et même son état de santé s'améliorait visiblement, cela à la grande stupéfaction de l'entourage et en particulier du médecin. « Seul, commente Quertant, le « professeur de musique » n'était pas surpris car la simple lecture des leçons de Claude Bernard donnait l'explication de ce qui, pour beaucoup, semblait un mystère. D'autres bons résultats d'ordre pratique étaient enregistrés dans le domaine de la rééducation d'enfants instables, retardés, arriérés, anormaux... »

Pendant cette longue période d'études qui lui font approfondir inlassablement ses connaissances dans tous les domaines, le « physiologiste amateur », ainsi qu'il se baptise lui-même avec humour, se tient au courant des immenses progrès réalisés en physiologie nerveuse, en sympathicologie, réflexologie, neuro-endocrinologie, psycho-physiologie, etc., et enrichit son déjà considérable bagage scientifique. La technique moderne ayant fait, elle aussi, de grands progrès (lampes triodes, amplificateurs, oscillographes à rayons cathodiques, lampe de Wood, etc.), il devient un des pionniers de la neuro-électro-physiologie et prend la détermination de « créer des appareils de contrôle, des techniques et des méthodes pour le dépistage, la détection, l'analyse, la classification des carences, déséquilibres, troubles fonctionnels du système nerveux et la normalisation par l'exercice de toutes les fonctions nerveuses » — il est curieux de noter, en passant, que l'ancêtre desdits appareils qui servit de base de départ au « physiologiste amateur » est le diploscope de Rémy, inventé par ce dernier aux alentours de 1800 pour déceler les simulateurs qui prétextaient une mauvaise vue pour échapper au service militaire...

Une culture physique des centres nerveux

« Et ce furent, note Georges Quertant, de nouvelles années d'études, de recherches et d'expérimentations passant par les phases successives et nécessaires : l'intuition du problème à résoudre, le doute de soi par scrupule, enfin la certitude, la certitude expérimentale qui donne à l'imagination la fièvre enthousiaste d'un nouvel essor pour aller plus loin. » Les plus importantes de ces certitudes concernent l'existence de centres nerveux régulateurs et la possibilité d'en contrôler les fonctions — nous y reviendrons plus loin — et finalement, en 1935, la « Culture Psycho-Sensorielle » est réalisée, ses principes essentiels étant l'émanation des théories et lois les plus classiques de la physique, de la physiologie et de la pédagogie.

« En définitive, déclare son inventeur, selon la prévision si justement fondée et formulée en toute connaissance de cause par le grand maître de la physiologie expérimentale :

« La C.P.S. ayant appris à manier ces organes nerveux et qui servent de régulateurs aux fonctions, la physiologie nous donne des moyens d'action sur les manifestations les plus élevées des êtres vivants. » Réalisée sur des bases solides, ses résultats sont du domaine du réel ; aucun empirisme, aucun mystère ne l'entoure et les faits ayant été réduits à la proportion de phénomènes dont on a pu fixer le déterminisme, elle doit s'intégrer d'elle-même dans l'arsenal de la Science et de la Pédagogie. »

Il développe sa pensée à ce sujet dans *La C.P.S. : ses méthodes d'éducation et de rééducation*, ouvrage qu'il publie en 1935. « Qui ne connaît et oserait discuter, écrit-il, les magnifiques résultats obtenus par la culture physique, la gymnastique suédoise, la physiothérapie, la mécanothérapie, la massothérapie, etc. Quels services immenses ont rendu ces sciences depuis l'Antiquité et, au cours de la dernière guerre, nous avons pu constater des réadaptations splendides et souvent inespérées grâce à la mécanothérapie. » Il établit le parallèle qui s'impose entre la culture physique et la « Culture Psycho-Sensorielle », soulignant que si la première surveille et contrôle le développement progressif musculaire et osseux, la seconde doit contrôler et surveiller le développement progressif du système nerveux et des centres de l'encéphale, et de même que la culture physique peut, par des exercices appropriés, combler les déficiences d'origine physiologique ou accidentelle du système musculaire, la C.P.S. peut, également par des exercices appropriés, rétablir l'équilibre et l'harmonie des centres nerveux.

« On ne fait pas, dit-il, un système musculaire rien que par la médecine et la thérapeutique pharmaceutique ; on ne fait pas davantage un système nerveux en n'usant que de cette même thérapeutique. Le système musculaire est le bouclier, le protecteur des organes, le gardien de la force physique. Le système nerveux est le bouclier, le protecteur des sens, de l'encéphale, le gardien de la force psychique, intellectuelle et morale (...). La culture physique, la gymnastique, la mécanothérapie existent depuis des siècles ; la « Culture Psycho-Sensorielle » n'existait pas ; elle est née à présent.

« Il y a liaison entre le médecin et le professeur de culture physique, le rééducateur du système musculaire — il doit y avoir liaison encore plus étroite entre le médecin et le rééducateur du système nerveux, le professeur de « Culture Psycho-Sensorielle ». La culture physique, la mécanothérapie sont les adjuvants, des auxiliaires précieux de la médecine — au même titre, la « Culture Psycho-Sensorielle » doit être un auxiliaire, un adjuvant de la médecine. L'examen physique des enfants a été jugé nécessaire — l'examen psycho-sensoriel est aussi indispensable ; pour cela a été créée la « psycho-sensorio-analyse » (...) Beaucoup a été fait pour la culture physique ; elle est obligatoire ; des écoles spéciales forment des professeurs. Beaucoup est à faire pour la C.P.S. qui ne demande qu'à vivre et à remplir son rôle bienfaiteur. »

L'union sacrée de la routine

Pour se consacrer exclusivement à l'œuvre qu'il a bâtie, Georges Quertant fait le lourd sacrifice d'abandonner en partie ses activités artistiques — il a fondé et dirige l'orchestre symphonique officiel du comité des fêtes de Cannes ; compositeur de nombreuses œuvres pour piano et instruments divers, il a obtenu en 1929 le premier prix de composition musicale aux « Jeux Floraux » et l'Académie Provençale lui a décerné la « Cigale d'or » — et, tout de suite, la C.P.S. prend un certain essor. En 1936, le grand éducateur Jules Payot, auteur d'importants ouvrages sur la pédagogie, qui fut recteur de l'académie de Chambéry puis de l'académie d'Aix-en-Provence, n'hésite pas à écrire : « Le gouvernement devrait installer dans une grande maison un homme comme G. Quertant et lui assurer un salaire tel qu'il puisse développer cette science nouvelle avec le seul souci du bien public. » Les milieux officiels eux-mêmes, après enquêtes et expertises très sévères menées par des spécialistes compétents, reconnaissent le bien-fondé scientifique et la valeur des procédés neuro-somato-psycho-pédagogiques de la C.P.S. et en autorisent l'application. Mais très modeste, très épris de liberté de pensée, tenant surtout à conserver à son œuvre son caractère culturel et philanthropique, Georges Quertant refuse plusieurs offres qui lui sont faites, tant en France qu'à l'étranger, et c'est dans sa famille, assisté de sa fille Marguerite, qu'il continue ses travaux dans le cadre du Centre de « Culture Psycho-Sensorielle » qu'il a créé à Cannes. En 1946, la municipalité, en accord avec le Syndicat Médical de la ville, émet le vœu, au cours d'une séance extraordinaire, de voir ce Centre se développer et se déclare disposée « à apporter son appui moral et faciliter toutes les démarches, dans la mesure de ses moyens à une telle réalisation » et, en 1952, Georges Quertant est fait chevalier de la Légion d'honneur au titre de directeur-fondateur du Centre de C.P.S.

Cependant, si dans la plaquette publiée à l'occasion de son jubilé — *Cinquante années au service de la Pédagogie et de la Science* — par la Société Scientifique et Littéraire de Cannes et de l'arrondissement de Grasse dont il est le président depuis vingt-huit ans, on peut lire cet éloge résumant parfaitement sa carrière et son caractère : « Georges Quertant, en un labeur acharné, intelligent et sans défaillance, a parcouru un magnifique itinéraire intellectuel qui l'a conduit, sans un faux pas, de l'Art à la Science et de celle-ci à la forme la plus haute de l'Esprit et de la Bienfaisance », on est bien obligé d'admettre que, comme tant d'autres novateurs, il n'a pas été payé à sa juste valeur pour son énorme travail, non pas sur le plan de l'argent qui, vous l'avez deviné, ne comptait guère pour lui, mais sur celui de la diffusion et de l'application de sa méthode.

En effet, contrairement à ce que portait à croire l'accueil initial de ceux des médecins et des éducateurs qui sont toujours ouverts au progrès, très vite se forma une sorte d'union sacrée de la routine qui s'attacha, insidieusement ou ouvertement, à démolir la C.P.S. et à l'empêcher de

« prendre toute l'extension désirable » souhaitée par ses partisans. Et, en 1949, dans son *Hommage à Claude Bernard*, Georges Quertant évoque « le scepticisme des uns, l'ironie des autres, même la mauvaise foi de certains » et déclare : « Malgré tous les écrits, les conférences traitant de C.P.S., une confusion et une incompréhension régnaient à son sujet dans l'esprit du public et de bien des médecins. Pour les uns, c'était de la radiesthésie ; pour d'autres, du magnétisme, de la magie, et pour d'autres encore de la médecine, voire illégale ! »

Si, comme il le souligne, tout cela le laisse insensible, un esprit aussi rationnel et droit que le sien ne peut admettre sans réagir certaines attitudes qui le choquent profondément. Ainsi, dès 1951, parlant de la cybernétique dont il fut un pionnier, il s'élève « contre ceux qui veulent expliquer l'homme par la machine et non la machine par l'homme, dont elle n'est qu'une très lointaine copie » et il rappelle cette formule de Carrel que nos savants devraient avoir constamment sous les yeux : « La civilisation a pour but non pas le progrès de la science et des machines, mais celui de l'homme... »

Les exclus des progrès de la médecine

Or, ce « progrès de l'homme », il est indéniable que la C.P.S. contribue à le faire avancer car Quertant s'en tient à la stricte vérité lorsqu'il énumère les possibilités que sa méthode — « dans le cadre strict de la neuro-psycho-pédagogie issue de l'œuvre de Claude Bernard » — apporte à de nombreuses catégories d'individus.

« Elle permet, dit-il, aux enfants de développer et de discipliner leurs organisations nerveuses et, par-delà même, les facultés qui en découlent, bases de la vie mentale pouvant conditionner leur avenir ; aux écoliers, de pouvoir entreprendre et suivre leurs études scolaires dans les meilleures conditions ; aux adultes, de « stabiliser », de « développer » lesdites organisations nerveuses à un maximum de souplesse, de précision, d'équilibre et de coordination ; aux hommes mûrs, de les entretenir et les conserver intactes ; aux hommes âgés, de prolonger à l'extrême limite des facultés indispensables pour leur vie de relation, végétative, intellectuelle, psychique et même morale... A ce grand nombre de « nervosés » atteints dans leurs facultés sensorielles de véritables infirmités — voient mal, entendent mal, sentent mal, parlent mal —, leurs facultés sensorielles étant redevenues aptes à servir leur intelligence, leur esprit, elle permet de reprendre contact avec le monde extérieur ; à cette multitude d'êtres humains taxés de « nerveux », « malades imaginaires » qui, non malades, sains de corps et d'esprit, sont atteints de troubles fonctionnels nerveux, elle permet de se défaire de leurs complexes d'infériorité, de vivre dans la joie et la possession de la perfection des activités sensorielles, neuro-végétatives, intellectuelles et psychiques ; à toute une catégorie d'amoindris, de déficients, de retardés psycho-sensoriels, elle permet de réintégrer les cadres d'une société dont ils furent souvent trop rapidement exclus ; à ceux qui ne veulent pas être les esclaves mais les maîtres de leurs nerfs, elle permet de lutter contre leurs « mauvais instincts » et de se vaincre eux-mêmes ; à tous ceux qui désirent la « santé naturelle », elle permet cette possession en réalisant, maintenant, stabilisant, consolidant l'équilibre nerveux. »

A trente ans de distance, sa fille, Marguerite Quertant, qui lui a succédé à la tête du Centre de C.P.S. de Cannes, reprend sensiblement le même thème au 1er Congrès International sur « Le Rôle de la Médecine dans la Crise de l'Occident » réuni à Monaco en septembre 1980, mais la pression de la vie moderne sur les humains s'étant progressivement accrue, dès le début de son exposé intitulé *L'autorégulation diencéphalique en « Culture Psycho-Sensorielle » — méthode de neuro-physiologie appliquée*, elle pose ainsi clairement le problème :

« Le but primordial de notre réunion est de faire connaître toute nouvelle contribution à l'amélioration de la condition humaine, donc, en tout premier lieu, de la santé physique et psychique.

« On sait les remarquables progrès réalisés par la médecine dans la lutte contre la maladie organique ou infectieuse, *atteinte à la santé physique.* On sait également les remarquables progrès qu'ont fait la chimie et la chirurgie du cerveau dans la lutte contre la maladie mentale, *atteinte à la santé psychique.* Cependant, 75 % de la population présente des troubles fonctionnels somato-psychiques et psycho-somatiques. Ces sujets, sains de corps et d'esprit, donc n'étant pas des malades, ne bénéficient pas des progrès de la médecine. Ils restent lourdement handicapés dans leur vie psychologique, l'épanouissement de leur personnalité et leur capacité de s'intégrer dans la vie sociale.

« Si, dans les troubles psycho-somatiques, les diverses psychothérapies apportent un soulagement certain à l'individu en résolvant ses problèmes psychologiques *au niveau du vécu,* ces mêmes thérapies ne libèrent pas entièrement le sujet de nombreuses manifestations telles que tics, bégaiement, insomnie, migraine, angoisse, phobie, obsession, incapacité de concentration, etc. Il demeure donc un grand nombre de troubles fonctionnels portant gravement préjudice à ceux qui en souffrent au niveau des trois modes de vie : relation ou sensi-motrice, végétative et psychique.

« Or, nous savons que : *a)* toute la vie d'un sujet (sensorielle, motrice, neurovégétative, psychique) est conditionnée par le fonctionnement de son système nerveux ; c'est lui qui reçoit les informations et les stimulations venues de l'extérieur et de l'intérieur de l'organisme, qui intègre la totalité de ces éléments et qui donne les ordres nécessaires à son adaptation au milieu, à l'environnement ; *b)* la partie supérieure du cerveau (psychique majeur ou cortex) assure les activités *conscientes* et *volontaires ;* les centres nerveux de la base du cerveau contrôlent le fonctionnement *involontaire* de tout l'organisme ; autrement dit, *ces centres nerveux inconscients et involontaires de la base régulent les trois modes de vie : sensorielle ou de*

relation, neuro-végétative, psychique — et toute perturbation dans le fonctionnement de ces centres aura donc une triple répercussion.

« Du fait de leur remarquable complexité, ces mécanismes régulateurs sont fragiles et peuvent facilement se dérégler, soit par prédisposition héréditaire, soit par surmenage ou par agression (stress) — ceci, nous l'avons vu, pour 75 % de la population. Peut-on remédier à cet état de choses ? Nous nous permettons de répondre par l'affirmative. »

La rétine, expansion du cerveau

Et, naturellement, l'instrument de cette remise en ordre est la C.P.S. qui utilise l' « unité œil-nerf optique » pour : 1° examiner la capacité fonctionnelle des centres régulateurs de la base du cerveau ; 2° éduquer ou rééduquer ces mêmes centres par une sorte de gymnastique appropriée ; 3° éliminer, ce faisant, la plupart des troubles fonctionnels.

Voyons, avec Mademoiselle Quertant, quels sont ces centres régulateurs et comment *la vision* peut nous donner des moyens d'action sur leur fonctionnement :

« Dans le système nerveux, dit-elle, certains centres situés à la base du cerveau et du tronc cérébral jouent un rôle prépondérant ; ce sont la Formation Réticulée et l'Hypothalamus.

« La Formation Réticulée est un des principaux centres régulateurs de la vigilance, depuis l'éveil attentif jusqu'au sommeil profond. Elle centralise aussi toutes les informations sensorielles et neurovégétatives, et participe au contrôle de l'activité du cortex, support neurophysiologique du psychisme majeur. C'est par la mise en jeu de mécanismes inconscients qu'agit la Formation Réticulée.

« L'Hypothalamus, partie antérieure de l'appareil régulateur, est une sorte de « cerveau viscéral » qui commande à un niveau supérieur le système nerveux sympathique et l'Hypophyse, « cerveau endocrinien ». De plus, l'Hypothalamus est le centre des automatismes inconscients qui influencent nos sentiments et nos désirs (alimentaires, sexuels), l'agressivité, etc. [1]. Tous les états, tous les comportements d'un sujet se trouvent donc conditionnés par les centres régulateurs de la base du cerveau.

« Or, nous savons que, dans la vision, l'œil n'est pas souverain. Il est avant tout un organe de transmission des excitations lumineuses. La mise au point de l'appareil optique, de façon que cet organe récepteur-transmetteur soit dirigé vers la source d'émission lumineuse ou « objet », se fait par les muscles oculo-moteurs contrôlés par le diencéphale (corps striés, cervelet, Formation Réticulée) tandis que l'élaboration de l'image visuelle se fait dans le cortex. Des travaux récents (Stériade, 1969) ont montré l'existence de relations très étroites entre la voie œil-nerf optique et la Formation Réticulée, centre régulateur des automatismes inconscients neurovégétatifs, de l'attention et de l'activité du cortex. D'autre part, la rétine est une expansion directe du cerveau, en particulier du diencéphale [2], et les voies optiques sont de véritables voies de conduction nerveuse, des recherches (Roussy et Mosinger, 1935) ayant établi que les stimulations optiques agissent directement sur l'Hypothalamus par les voies rétino-hypothalamiques. *Les voies optiques sont donc bien des voies d'accès aux fonctions involontaires et volontaires, inconscientes et conscientes, autrement dit aux centres régulateurs des trois vies : sensorimotrice, neurovégétative, psychique.* »

Cette réalité physique, anatomique, concrète et parfaitement vérifiable, nous livre la clé de la méthode établie par Quertant. Souvenez-vous que ce dernier avait observé, sur son jeune élève dont j'ai rapporté le cas, que les troubles fonctionnels touchaient simultanément le système sensoriel,

1. Voir à ce sujet le chapitre XIX du tome I de *Tous les espoirs de guérir.*

2. Sous la plume de professeurs, auteurs de traités destinés aux étudiants en médecine, on relève ces formules : « la rétine représente un véritable noyau cérébral extériorisé » ou « le nerf optique est une expansion des parois du diencéphale ».

le système neurovégétatif et les fonctions psycho-physiologiques, ce qui conduisait à penser que cette conjugaison de troubles avaient pour origine la déficience des centres régulant l'ensemble de ces fonctions. Des années d'expériences et d'observations allaient lui permettre de noter que *presque tous les sujets souffrant de ces troubles présentent aussi des troubles de la fonction visuelle : vision binoculaire et vision simultanée,* confirmation de la conclusion à laquelle il était arrivé, à savoir qu'*il existe une étroite corrélation entre les troubles de la fonction visuelle (vie sensorimotrice), les troubles de la vie neurovégétative et les troubles de la vie psychique.* Si nous considérons l'enseignement de Claude Bernard sur les réflexes et tout spécialement cette formule : « Toute la physiologie nerveuse peut se résumer à des mouvements venus de l'extérieur, créant des mouvements intérieurs, s'extériorisant en mouvements extérieurs », nous comprenons sans peine pourquoi Georges Quertant a pu constater que la normalisation de la fonction visuelle — soit de la vie sensorimotrice — entraîne *du même coup* la suppression des troubles des autres vies. En effet, ces trois vies étant soumises au contrôle des mêmes centres régulateurs, les mouvements venus de l'extérieur, grâce auxquels on normalise la fonction visuelle, créent des mouvements intérieurs qui agissent sur les centres, mouvements qui s'extériorisent à leur tour en mouvements indiquant une normalisation du fonctionnement desdits centres en ce qui concerne les deux autres vies : vie neurovégétative et vie psychique. En somme, les exercices de la « Culture Psycho-Sensorielle » rétablissent l'harmonie des centres nerveux déficients de la même façon que la mécanothérapie rend son équilibre au système musculaire défaillant, ce qu'avait d'ailleurs annoncé Quertant comme nous l'avons vu précédemment.

« *Tout se passe,* dit sa fille, *comme si, en normalisant la fonction visuelle — soit la vie de relation —, on normalisait les deux autres vies — soit l'ensemble du complexe psychosomatique.*

« En résumé, pour Georges Quertant : l'étude des troubles de la fonction visuelle permet le dépistage des dysfonctions des centres régulateurs et la normalisation de la fonction visuelle permet la jugulation de ces dysfonctions et des symptômes qui en découlent au niveau des trois vies. La méthode Quertant comprend donc deux parties : 1) l'examen psycho-sensoriel ou dépistage ; 2) la phase éducatrice ou training.

« Etudions le dépistage : comment la vision peut-elle nous renseigner sur le fonctionnement des centres régulateurs ? La fonction visuelle a pour premier but de nous permettre de voir les choses comme elles sont, là où elles sont. Elle nous permet de nous situer par rapport à l'environnement. Elle nous confronte au réel. Fait important : dans la fonction visuelle, le phénomène final, soit la formation de *l'image visuelle,* est une matérialisation, une objectivation des mécanismes de cette fonction.

« Si tout l'arc réflexe qui préside à l'élaboration de l'image visuelle est normal, un sujet est capable de voir un objet tel qu'il est, *là où il est,* dans sa réalité objective. Toute déviation de l'image visuelle par rapport à l'objet traduit donc une dysfonction de l'arc réflexe œil-centres régulateurs-cortex. Si l'on ne peut incriminer l'organe récepteur — l'œil — ni le cortex, il reste que ce sont les centres régulateurs qui ont mal réagi à l'excitation lumineuse devenue incitation sensorielle.

« Les lois de l'optique expliquent les déviations de l'image par rapport à la norme de la façon suivante : les centres nerveux responsables des mouvements de l'œil devraient le diriger de telle façon qu'un faisceau lumineux atteigne le point le plus sensible de la rétine, le fovéa. Dans la situation normale, l'axe d'impression (lumière incidente) coïncide avec l'axe de projection (chemin apparent de la lumière incidente) et l'image apparaît au sujet telle qu'elle lui est effectivement présentée, *là où elle est.* En cas de dysfonctionnement des centres nerveux, l'œil n'est pas convenablement dirigé et le faisceau lumineux n'atteint pas le fovéa. L'axe d'impression et l'axe de projection ne peuvent plus coïncider, l'image apparaît déformée au sujet, *là où elle n'est pas,* de façon différente selon qu'on utilise la vision simultanée ou la vision binoculaire.

« Les troubles de la fonction visuelle — troubles de la vision simultanée et de la vision binoculaire — peuvent apparaître par un dispositif instrumental spécial, prisme ou écran. Le diploscope de Rémy est un de ces appareils et c'est lui que Georges Quertant a modifié et perfectionné, pour le dépistage comme pour le training, dans un ensemble de huit appareils utilisant certaines formes de lumière, excitants naturels de l'appareil optique. Ces excitants naturels sont les agents physiques de l'environnement qui composent l'image lumineuse : couleurs spectrales, couleurs pigmentaires, noir sur blanc, etc. [1]. Par le jeu de ces excitants et leurs différentes combinaisons géométriques, on peut obtenir de très nombreuses images-tests.

« Quatre cas peuvent se présenter : I — Le sujet réagit correctement : il perçoit toutes les images-tests dans leur réalité objective ; il n'y a pas de dysfonction diencéphalique et, quel que soit le symptôme, la C.P.S. ne sera pas une indication ; II — Le sujet réagit de façon exagérée, ce qui entraîne certaines modifications de l'image-test ; III — Le sujet réagit de façon insuffisante, les modifications de l'image-test sont différentes ; IV — Le sujet réagit tantôt par excès, tantôt par défaut. Dans ces trois derniers cas, par des modifications de l'image et par l'interprétation des erreurs des mécanismes antagonistes, il est possible d'évaluer le taux d'erreurs des centres régulateurs. *Le degré de déviation de l'image visuelle par rapport à l'objet donnera le degré de dysfonction et, proportionnel-*

1. Voici comment Quertant explique son choix d' « excitants naturels » : « Il y a autant de différences pour la cellule nerveuse entre les radiations spectrales, couleurs pigmentaires — agents naturels — et les couleurs chimiques qu'entre le lait et le vinaigre et l'alcool pour les cellules viscérales stomacales. Préconiserait-on ces deux derniers éléments en hygiène alimentaire ? » ajoutant : « N'oublions pas qu'au point de vue physiologique les incitations sensorielles sont au cerveau ce que l'air est aux poumons, et que, pour son bien, il est indispensable qu'elles soient « naturelles et pures ». »

lement, le gain que pourra obtenir le sujet par la C.P.S.

« Il est à signaler que le sujet peut réagir par excès à une certaine image géométrique, puis par défaut à la même image géométrique, selon que l'on change la nature de l'excitant. Toutes ces variations très sensibles de la fonction visuelle aux différents excitants sont significatives des difficultés du sujet à s'adapter à l'environnement, non seulement au niveau de la vie de relation mais aussi au niveau des deux autres vies. L'interprétation des tests, tenant compte des lois de réflexologie qui régissent tout l'organisme, permet une connaissance du fonctionnement des trois vies : sensorimotrice, neurovégétative et psychique. »

Les « *psychiques* » *sortent de l'enfer*

Il m'a été donné — avec, bien sûr, le consentement des intéressés — d'assister en témoin muet à cet examen psycho-sensoriel ou dépistage et je dois confesser que la somme d'informations que les tests révèlent à Mademoiselle Quertant, aussi bien dans le domaine physique que psychique, est telle qu'on a un peu l'impression d'assister à un numéro de lecture de pensée dans le style du célèbre tandem Myr et Myrovska ou à une séance de magie. Au fur et à mesure qu'elle soumet le sujet à trois séries d'épreuves portant sur la lecture de lettres et l'identification de couleurs, elle prend des notes ; puis, une fois ce bilan établi, elle est en mesure d'évoquer, sans avoir posé la moindre question mais aussi sans aucun risque d'erreur, les problèmes digestifs ou bien les troubles cardiaques ou encore l'insomnie dont est affligée la personne qu'elle vient d'examiner, de même qu'elle lui parlera du doute permanent qui accompagne chacune de ses actions, de son caractère emporté ou de sa timidité presque maladive.

Ainsi qu'elle le souligne elle-même, cette démonstration — assez impressionnante, il faut le reconnaître ! — ne doit rien au surnaturel ; elle n'est que la confirmation de la corrélation étroite, par l'intermédiaire de notre système nerveux, entre nos trois modes de vie, ce qui présente un double avantage : tout d'abord, la manifestation concrète indéniable, avant même la mise à l'épreuve de la C.P.S., de la réalité des phénomènes sur lesquels elle s'appuie ; et surtout la fin d'une sorte de cauchemar pour bon nombre de ceux qui sont les victimes de dysfonction des centres régulateurs et en proie aux symptômes qui en découlent. En effet, parce que les divers examens médicaux auxquels ils ont été soumis n'ont révélé aucun défaut organique, ils ont été définitivement classés parmi les « psychiques » et on leur a répété, un peu partout et sur tous les tons, la formule classique : « La guérison de votre tic — ou de vos angoisses, de vos obsessions, de votre manie de vous ronger les ongles, de vos migraines, etc. — dépend uniquement de vous ; à vous de faire l'effort de volonté nécessaire pour vous en délivrer ; nous ne pouvons rien pour vous ; c'est psychique et c'est vous seul qui pouvez vous corriger ! », ce qui les a conduits finalement à se culpabiliser, à avoir honte d'eux-mêmes puisqu'ils se tenaient pour responsables d'un état qu'ils étaient incapables de modifier. Or, la méthode Quertant non seulement les déculpabilise en leur apportant l'explication, si longtemps espérée, de l'origine *physique* de leurs ennuis, mais elle leur fournit en même temps le moyen de les supprimer. Ils sortent de l'enfer où ils vivaient souvent depuis des années en se disant : « On a enfin compris ce que j'ai et on va m'aider à me guérir ! » Ce sera le rôle de la phase éducatrice ou training que Marguerite Quertant, à qui je rends la parole, présente ainsi :

« La perfection dans une discipline ne peut s'acquérir que par la perfection dans chacun des mouvements qui constituent cette discipline. C'est l'étude analytique des mouvements musculaires qui a permis l'établissement d'une gymnastique analytique ou culture physique, à partir d'efforts judicieusement gradués en poids, haltères, courses, sauts, etc. C'est la constance dans l'effort, la perfection et la précision dans chacun des mouvements qui contribuent à cet effort, qui distinguent l'athlète du sujet non entraîné.

« De même, c'est l'étude des mouvements progressifs sus-cités par les excitants naturels du système optique qui a permis d'établir la succession des images-tests utilisées en C.P.S. comme exercices. Les agents physiques qui constituent ces excitants s'organisent selon les lois d'Haüy[1] ou lois de cristallisation de la matière, en des règles mathématiques et géométriques respectées dans la succession des tests. Il y a dans cette succession une graduation quantitative et qualitative de la plus grande importance pour le cours du training. »

Un équilibre acquis pour la vie

« D'autre part, en ce qui concerne la perfection et la précision de l'organisation nerveuse de la vision, Stanley Jones a écrit : « Les muscles oculo-moteurs sont abondamment pourvus de récepteurs de tension ou fuseaux neuromusculaires. Il y a dans l'œil un fuseau sensoriel pour chaque groupe. Il n'existe aucun groupe de muscles réclamant une plus grande précision et une plus grande délicatesse de contrôle. » En outre, les mouvements oculaires, signes traducteurs de l'activité neuro-motrice, sont extrêmement nombreux, variés, d'une précision qu'aucun mécanisme réalisé par l'homme ne pourra jamais égaler (...) Aussi bien, c'est à partir de mouvements volontaires que le training mènera progressivement le sujet à la vision normale des images-tests et à la normalisation des mécanismes involontaires qui régulent les trois vies.

« Basée sur la répétition de l'effort, la C.P.S. fonctionne en complète analogie avec les autres méthodes éducatives. Le professeur de phonétique corrige les erreurs de prononciation en faisant répéter le mot à l'élève jusqu'à ce que le mouvement adapté — ici la prononciation correcte — soit

1. René-Just Haüy (1743-1822) est un minéralogiste français, membre de l'Académie des sciences, qui a laissé de nombreux ouvrages sur la cristallographie, science dont il est l'indiscutable créateur.

mémorisé. Le professeur de culture physique veille à l'exécution parfaite des mouvements musculaires. Le professeur de « Culture Psycho-Sensorielle » procède de la même façon que ses confrères.

« Les exercices par images-tests soumettent les centres nerveux régulateurs à un processus d'apprentissage, utilisant une technique de correction jouant le rôle d'impulsion rétroactive normalisatrice. Par la mise en jeu de « points de référence » que le sujet fixe pendant un temps bref, avant de revenir à l'image entière, il lui est possible de voir tout à coup l'image normale. Aussitôt que cette image normalisée commence à se déformer, les yeux sont à nouveau fixés sur le « point de référence ». La technique de correction consiste à répéter l'effort pour atteindre le but recherché, c'est-à-dire la perception correcte de l'image. L'acquisition d'automatismes régulateurs est ainsi progressivement rendue possible, étant donné qu'un réflexe se développe comme un muscle, par la répétition de l'exercice.

« En fait, en demandant au sujet d'accomplir un mouvement volontaire influençant les muscles oculo-moteurs de façon que l'œil soit correctement dirigé, *par le jeu des mécanismes conscients et volontaires* (voie pyramidale), *on entraîne les mécanismes inconscients et involontaires* (voie extra-pyramidale). *Les centres qui président à ces activités sont eux-mêmes entraînés et, par un rapport d'effet à cause et de cause à effet, accomplissent normalement leur travail de régulation. Le training a atteint son but lorsque le sujet voit spontanément et définitivement toutes les images-tests correctes : la volonté n'a plus à intervenir, les automatismes régulateurs sont inscrits et ils le sont irrévocablement — il n'y a jamais de rechute, l'équilibre est rétabli pour la vie.*

« Au fur et à mesure que le sujet réalise des tests de plus en plus difficiles dans leur progression quantitative et qualitative, *les troubles fonctionnels dont il souffre diminuent d'intensité et s'espacent jusqu'à disparaître complètement dans 90 % des cas.* Le training s'effectue à raison de deux à trois séances d'une demi-heure par semaine, durant une période de trois mois à trois ans, la moyenne étant de dix mois. Certes, cela peut paraître long et décourager à l'avance certaines personnes, mais si elles veulent bien réfléchir au nombre d'années nécessaires pour devenir un gymnaste digne de ce nom, un joueur de tennis acceptable ou un footballeur moyen, elles conviendront bien volontiers que la C.P.S. exige une persévérance et des efforts beaucoup moins longs et, ce qui est encore plus important, qu'elle ne demande ensuite aucun entraînement ou entretien puisque les résultats auxquels elle conduit sont acquis une fois pour toutes ainsi que nous venons de le voir.

« *Former des hommes modernes* »

« Les travaux scientifiques l'ont démontré, l'organisme humain constitue une unité psychosomatique indissociable et les centres nerveux régulateurs ont une action directe sur tout son fonctionnement. En rééquilibrant le système nerveux central par la voie sensorielle, on améliore sa capacité fonctionnelle globale. Les effets régulateurs de la C.P.S. se feront donc sentir également, avec le même pouvoir, sur la vie neuro-végétative du sujet et sur sa vie psychique. La facilité de voir l'image normale est simplement la manifestation d'une transformation beaucoup plus profonde qui influence de façon proportionnelle l'ensemble de l'organisme.

« La C.P.S. proprement dite est destinée à rétablir un synchronisme parfait entre les centres pairs régulateurs en rétablissant des automatismes innés, cela dans des conditions normales et à partir d'excitants naturels de la machine nerveuse, sans emploi de prisme ou de lentille. Il s'agit bien d'un retour à une norme, ce qui explique qu'il n'y ait ni transformation de symptôme ni trouble secondaire.

« De même que la gymnastique musculaire n'a aucun pouvoir sur les coxalgies, mal de Pott, etc., de même la C.P.S. restera sans effet sur les maladies organiques nerveuses : névrites, zonas, épilepsies, hémiplégies, etc., mais elle fournit au système nerveux les moyens de créer, maintenir, stabiliser son propre équilibre ; elle peut permettre à tous d'accéder à l'équilibre psychosomatique. Basée sur la répétition de l'effort, la C.P.S. soumet les centres nerveux à un processus d'apprentissage. On peut donc la considérer, ainsi que le voulait son fondateur, comme une pédagogie. »

La grande ambition de Georges Quertant — la seule sans doute qu'il ait jamais eue ! — était effectivement de servir et d'améliorer l'éducation non pour la gloriole de ceux qui en ont la charge mais pour le bénéfice de ceux qui la reçoivent. Il considérait que la C.P.S. pouvait aider à résoudre le problème de l'inadaptation scolaire qui se posait déjà il y a plus de 30 ans (ainsi, un rapport de médecins des hôpitaux de Paris de 1951 révélait que « près de la moitié des écoliers de 11 ans ne suivent pas normalement la classe et que 30 % parmi les mieux doués ont une scolarité difficile ou mauvaise ») et, après avoir rappelé que Carrel avait dit « Au lieu de former des athlètes, nous devons former des hommes modernes, et les hommes modernes ont besoin d'équilibre nerveux, d'intelligence, de résistance à la fatigue et d'énergie morale plus que de puissance musculaire », il déclarait :

« L'homme a bien des difficultés à s'adapter aux temps modernes, organisés et régis avec un certain mépris ou une certaine ignorance de l'essence de l'être humain ; mais aussi constatons que l'enseignement et l'éducation n'ont pas su s'adapter eux-mêmes à un monde extérieur toujours en évolution que seuls les « futurs hommes », bien éduqués, équilibrés, seront susceptibles de freiner à bon escient s'il en était besoin (...) Il faut s'attaquer à la « base » et non au « sommet », ne plus se leurrer par de l'abstrait, mais agir sur le concret. *Moins penser aux matières à faire apprendre et aux programmes, mais un peu plus aux élèves qui devront les assimiler.*

« Ceux qui assument la lourde tâche d'élaborer les bases, les disciplines et les règles de l'enseignement ne devront négliger aucun élément susceptible de les aider à apporter une solution à un problème primordial pour l'humanité de demain et en premier lieu connaître le complexe somato-psychique, les rôles de ses centres « auto-régulateurs » et du diencéphale. Ils ne devront pas ignorer que les termes : volonté, mémoire, attention, conscience, fatigue nerveuse, sommeil, tension psychologique, désignent les manifestations de fonctions qui, en définitive, se résolvent toutes, par l'analyse, en véritables processus de l'activité nerveuse et qu'ils obéissent à des lois d'évolution régulière que nous connaissons à présent (...) Nous possédons le merveilleux pouvoir d'intervenir avec succès dans le développement des activités organiques et mentales et c'est ainsi que la connaissance des mécanismes de l'adaptation nous permettra de restaurer ou de construire l'individu. »

Ces propos, comme vous l'aurez noté, restent toujours de pleine actualité, car cette culture physique du système nerveux à l'élaboration de laquelle Quertant a consacré la quasi-totalité de son existence et qu'il souhaitait voir introduire à l'école aux côtés de la culture physique, puis devenir comme elle un adjuvant de la médecine, n'est guère plus connue aujourd'hui qu'à sa naissance, ce qui est d'autant plus regrettable que la civilisation inhumaine qui se développe autour de nous entraîne, à tous les âges et dans toutes les catégories sociales, la multiplication de ce qu'on appelle le « nervosisme », c'est-à-dire l'apparition de troubles strictement « fonctionnels », sans aucun substratum organique si minime soit-il.

La C.P.S. ne guérit pas, elle « normalise »

« Il s'agit, dit le créateur de la C.P.S., de troubles neurophysiologiques, d'infimes réactions anormales du système nerveux, de légères perturbations des délicates nuances et modulations de son fonctionnement, d'inadaptations et inaccommodations aux milieux extérieur et intérieur, de dysharmonies du complexe somato-psychique (...) Ce nervosisme peut se manifester en trois expressions presque toujours conjuguées, mais souvent avec prédominance de l'une d'elles : *a*) expression sensorielle, *b*) expression neuro-végétative ; *c*) expression psychique. »

Il en a dressé une classification complète et détaillée que je crois indispensable de reproduire car elle constitue en quelque sorte le tableau complet des troubles dont on dit couramment qu'ils sont guéris par la C.P.S. alors que, comme se plaît à le souligner Mademoiselle Quertant, « celle-ci ne guérit pas mais normalise ce qui avait cessé d'être normal », formulation plus conforme à la réalité physiologique mais résultat tout aussi extraordinaire pour l'intéressé :

a) Expression sensorielle (troubles des sens dits « sensoriels », qui sont des troubles se manifestant alors que les organes des sens sont sains et bien conformés) — *vision* : dysopie, myopie, asthénopie accommodative, strabisme, diplopie, daltonisme ; *ouïe* : confusion auditive, surdimutité ; *toucher* : dysaphie, manque et excès de réflexivité tendineuse, crampes de l'écrivain ; *phonation* : dysphonie, dyslalie, bégaiement, dysphasie, audi-mutité, blésité ; *dysfonctions et dysharmonies entre les aires d'association des sens* : dyslexie, dysorthographie, aphasie, amusie, photisme ; *autres* : inadaptés scolaires, anormaux, pseudo-idiotie, mongolisme fruste, hallucinations visuelle, auditive, tactile, cécités intermittentes.

b) Expression neuro-végétative (nervosisme avec répercussions sur les systèmes de la vie végétative) : céphalées, insomnies, somnolences, fatigue au réveil, vertiges, vomissements incoercibles, migraines, éréthisme cardiaque, palpitations et extra-systoles, spasmes vasculaires, syncopes, fausses angines de poitrines, dyspnée ; troubles de la vie sexuelle (onanisme, impuissance, frigidité, érotisme) ; troubles de la puberté et de la ménopause ; inappétence, boulimie ; aérophagie, constipation, énurésie, coryza, rhume des foins ; certaines dermatoses (acrocyanose, prurit, canitie, vitiligo) ; urticaire, spasmophilie, œdèmes nerveux ; troubles du métabolisme et du PH sanguin ; basedow fruste, diabète insipide, allergies médicamenteuses et alimentaires.

c) Expression psychique : troubles de caractère, inapplication, paresse, timidité, émotivité, perte de mémoire, de volonté, caprices, angoisses, fringales ; onychophagie, tics, irritabilité, crises de larmes intempestives ; anorexie, mythomanie, agoraphobie, mélancolie anxieuse, obsessions, peurs, manies, complexes d'infériorité, rêves, cauchemars, tendances à la neurasthénie, à la psychasténie, au pithiatisme. Il convient d'y ajouter tous les choqués post-opératoires, les commotionnés des suites d'accidents, de chocs émotionnels (réfugiés, déportés, prisonniers), surmenés physiques et intellectuels, déprimés.

Si l'on se reporte au bilan statistique portant sur une période de cinq ans présenté par Mademoiselle Marguerite Quertant lors de son exposé au congrès international de Monaco, on voit que la C.P.S. tient amplement les promesses énoncées par son fondateur : sur 776 cas divers allant des tics aux caractériels en passant par le bégaiement, l'énurésie et la dyslexie, soumis aux exercices du training pendant une durée variant de 3 à 36 mois, 718 — soit 92 % — ont abouti à une normalisation complète.

Certes, c'est insignifiant comparé à la multitude de ceux qui, avec un peu de persévérance et d'effort, pourraient se voir délivrés définitivement de problèmes qui empoisonnent littéralement leur existence. Mais cet état de choses tient à deux raisons évidentes : d'une part, au fait que les centres de C.P.S. sont encore trop peu nombreux — or, Mademoiselle Quertant, nous l'avons vu, s'attache à en créer de nouveaux ; d'autre part, au fait que le grand public ignore la méthode et ses magnifiques résultats dont personne ne dit mot dans le monde médical ou dans celui des médias — or, j'ai essayé de rompre enfin ce silence.

Il ne reste plus qu'à espérer la conjonction de ces deux démarches, ce qui servira à la fois la science, l'information et la santé...

XII

LE MASTODYNON

seins douloureux
nodules mammaires
migraines menstruelles
maladie de Reclus
règles irrégulières

Un des problèmes de la « condition féminine » qu'aucun mouvement d'émancipation ne parviendra jamais à modifier et que la médecine classique elle-même a souvent bien du mal à résoudre est celui de différents phénomènes qui précèdent ou accompagnent chez de nombreuses femmes ce qu'on appelle le cycle menstruel[1] : seins gonflés et douloureux[2], maux de tête, ballonnements abdominaux, sensation de lourdeur dans les jambes. Il ne s'agit pas d'une maladie au sens propre du terme mais de

1. Voir le chapitre II du présent tome.

2. Le sein est souvent considéré comme le baromètre du psychisme féminin : il est établi, par exemple, que de gros soucis, une forte émotion, peuvent se répercuter sur les seins sous la forme d'une poussée de kystes mammaires…

symptômes sans gravité qui n'en sont pas moins pénibles à retrouver chaque mois. D'où le recours, sur conseil médical, aux médicaments chimiques analgésiques ou hormonaux habituels, lesquels, s'ils sont loin d'aboutir toujours aux effets escomptés, risquent néanmoins d'exercer à la longue une action défavorable sur telle ou telle partie de l'organisme, ce qui conduit beaucoup de victimes de ces manifestations désagréables à les supporter stoïquement plutôt que d'essayer en vain de les atténuer au prix de dégâts éventuels autrement plus menaçants pour l'avenir de leur santé.

Un choix parfaitement logique

Or, il existe, de l'autre côté de notre frontière, en Allemagne et en Suisse, un remède qui donne généralement de remarquables résultats dans ce domaine et qui a, en outre, un avantage indéniable sur les produits que je viens d'évoquer : il est d'une totale innocuité et ne comporte aucune contre-indication — autrement dit, selon la formule bien connue, s'il ne fait pas de bien, il ne fera pas de mal. Baptisé « Mastodynon » — du grec « mastos » qui signifie « mamelle » et évoque son indication principale —, il est préparé par un laboratoire pharmaceutique de Nuremberg, en Bavière, et appartient à la grande famille des remèdes homéopathiques composés, lesquels groupent, dans des proportions et des dilutions variées [1], un certain nombre de substances figurant parmi les quelque 2 000 de la « Matière Médicale Homéopathique ». Celles qui entrent dans le Mastodynon viennent toutes du règne végétal et il est incontestable que l'efficacité de ce produit résulte de leur heureuse combinaison, chacune d'elles complétant ou renforçant l'action de ses associées.

L'irremplaçable guide du Dr Claude Binet *L'homéopathie*

1. Voir le chapitre XV du tome II de *Tous les espoirs de guérir.*

pratique[1] nous éclaire sur l'identité et les indications habituelles des principales de ces composantes et, ainsi que vous le constaterez, leur choix est parfaitement logique — mais, comme pour l'œuf de Colomb et la quasi-totalité des découvertes, encore fallait-il y penser ! : 1) *Agnus castus :* c'est le gattilier ou poivrier des moines, médicament de divers troubles sexuels masculins (impuissance, spermatorrhée, uréthrite chronique, etc.), mais aussi il « favorise la montée de lait chez les jeunes mamans » ; 2) *Caulophyllum :* c'est une plante exotique, le cohosh bleu, médicament « essentiellement féminin qui combat la dysménorrhée douloureuse et qui fait accoucher facilement » ; 3) *Cyclamen :* appelé dans les campagnes le pain du pourceau, c'est le médicament de la stase veineuse, indiqué en cas de dysménorrhée, de règles irrégulières, de migraines, vertiges et troubles de la vue (mouches volantes) pendant les règles, d'engourdissements douloureux des membres ; 4) *Ignatia :* c'est la fève de saint Ignace ou iamara, calmant des nerfs mais « surtout un médicament féminin », indiqué dans les troubles nerveux de la ménopause, les migraines menstruelles, le « remède des émotions perturbatrices des femmes » ; 5) *Iris versicolor :* c'est le glaïeul bleu, médicament prescrit dans les migraines et douleurs périodiques ; 6) *Lilium tigrinum :* lis tigré ou lis de Chine, c'est un « médicament utéro-cardiaque » ; « il tonifie les organes génitaux de la femme », employé dans la leucorrhée abondante et brûlante, la pesanteur dans le bassin, les règles augmentées en marchant.

La notice du laboratoire indique que le Mastodynon exerce aussi une action régularisante sur les règles, qu'une cure normale doit s'étendre sur une période d'au moins trois mois (30 gouttes dans un peu d'eau avant le repas midi et soir, sauf prescription spéciale du médecin) et qu'en cas de rechute, on peut recommencer la cure sans problème. Utilisé depuis plus de 20 ans, il a fait évidemment l'objet de nombreuses expérimentations et de multiples communica-

1. *Op. cit.*

tions parues dans les revues spécialisées d'outre-Rhin [1]. De cette abondante documentation médicale que j'ai compulsée — avec des tableaux portant sur plusieurs milliers de cas —, il ressort qu'il conduit à des résultats pleinement satisfaisants dans 65 % des cas et nette amélioration dans 20 %, son taux d'échecs se limitant à 15 %.

« *Ravie autant qu'étonnée* »...

L'essentiel étant dit, il ne me reste plus qu'à soumettre à votre appréciation un bref échantillonnage d'observations médicales que je me borne à recopier :

« Mme D..., 44 ans, est une jolie blonde qui vient me consulter pour des tensions mammaires menstruelles très pénibles, irradiant même dans les membres supérieurs. Il s'y associe des ballonnements abdominaux et des lourdeurs des membres inférieurs. Les seins sont petits, bien implantés sur la cage thoracique, et le tissu glandulaire est facilement perçu à la palpation. Il donne une impression granuleuse sous les doigts sans pour cela qu'on puisse parler de maladie de Reclus [2] franche. Néanmoins, mammographie, échographie, xérographie sont conseillées et restent négatives. Le traitement par le Mastodynon est alors institué pour 3 mois. Ce sera un plein succès sur tous les plans — abdominal, membres inférieurs et mammaire — dont la malade sera ravie autant qu'étonnée. »

« Mme L..., 46 ans, connaît son problème depuis déjà sept ans environ ; elle présente une maladie de Reclus typique qui truffe de nombreux éléments plus ou moins volumineux ses deux glandes mammaires. J'instaure le traitement par le Mastodynon à raison cette fois de 30

1. *Medizinische Klinik, Münchener Medizinische Wochenschrift, Die Medizinische Welt, Fortschritte der Medizin, Therapie der Gegenwart,* etc.

2. Affection caractérisée par l'apparition dans les seins de nombreux petits kystes d'origine endocrinienne.

gouttes 3 fois par jour et pour 3 mois. Je la revois à cette date avec une très nette amélioration, en particulier des seins dont « elle n'a plus, me dit-elle, la charge à porter ». Sans rien modifier, je demande à la revoir dans 3 mois. Tous les éléments adénomateux ont pratiquement disparu ou éloquemment régressé ; néanmoins, l'un d'eux, douloureux, retient l'attention de ma palpation — et j'engage le processus d'investigations habituelles (mammographie, échographie, etc.) ; la « mammo » montre des microcalcifications évocatrices et l' « écho » est très suspecte, ce qui conduit à une cyto-ponction qui se révélera positive. Ainsi, ce qui est relativement rare au milieu d'un Reclus caractéristique, commençait à évoluer à bas bruit un épithélioma que le nettoyage de la situation pathologique primaire aura permis de révéler dans d'excellentes conditions. »

« Mme G..., 38 ans, consulte pour des seins douloureux et tendus 15 jours environ avant la date présumée du cycle. Elle m'est adressée par une amie qui est ma patiente depuis fort longtemps ; elle a en horreur, me dit-elle, l'allopathie pour garder ses préférences aux « médecines naturelles » et à l'homéopathie en particulier. Un traitement par le Mastodynon est mis en œuvre à raison de 25 gouttes avant les deux principaux repas pendant 3 mois. Il amènera un plein succès et la confirmation aux yeux de ma malade que l'homéopathie est bien la seule thérapeutique qui lui convienne... »

« Mlle D..., 23 ans, prend des anticonceptionnels variés depuis 4 ans ; tous ont été mal supportés et ont provoqué de la tension mammaire, des ballonnements abdominaux, de la lourdeur des membres inférieurs et des céphalées. Devant ce tableau clinique, on a judicieusement proposé et réalisé la pose d'un stérilet, mais la symptomatologie décrite se reproduit désormais à l'occasion de chaque cycle, peut-être avec plus d'intensité encore pendant les 10 jours précédant la menstruation alors qu'auparavant elle couvrait tout le mois. J'instaure le traitement par le Mastodynon dont elle a entendu parler par une amie et, 3 mois après, tout est rentré dans l'ordre ; elle est néanmoins d'accord pour poursuivre le traitement, l'amélioration caractéristique et définitive ne s'étant produite qu'au troisième mois. »

« Mme M..., 42 ans, vient me consulter pour un problème mammaire. Depuis plusieurs mois ; malgré les traitements classiques mis en œuvre, les seins restent tendus, douloureux et truffés de nodules qui l'inquiètent beaucoup, pendant toute la durée du cycle. Elle a subi les examens habituels, tous sont restés négatifs. Je lui prescris un traitement de 3 mois par le Mastodynon, à raison de 25 gouttes 2 fois par jour, en lui expliquant l'action potentialiste de cette formule homéopathique. Je la revois, au bout de ce délai, tranformée sur le plan clinique, bien qu'elle conserve encore un certain nombre d'adénomes dans les deux seins. L'un d'eux me paraissant plus suspect que les autres fera l'objet d'une cyto-ponction qui restera négative. »

XIII

LA BIOTHÉRAPIE GAZEUSE

asthme
insomnie
dépression
troubles caractériels
énurésie
arthrose
épilepsie
cancer
médecine vétérinaire
maladies chroniques
allergies
vieillissement

Cherchez bien, fouillez les recoins de votre mémoire : il est peu probable que vous y trouviez — même si votre profession est liée aux problèmes de santé — le moindre souvenir d'avoir lu dans les gazettes ou entendu parler à la radio ou à la télévision d'une nouvelle thérapeutique qui a commencé à être appliquée en 1979 et qui a été baptisée « biothérapie gazeuse » par le médecin français qui l'a mise au point, le Dr Roger Fix.

Si elle n'avait contre elle que le fait que son inventeur n'est pas un « grand patron » ou qu'il n'appartient pas à une brillante équipe de recherches généreusement subventionnée par les grands laboratoires, on en aurait peut-être touché un mot ici ou là ; mais elle est entachée d'un vice rédhibitoire : comme la viscumthérapie, c'est-à-dire le traitement du cancer avec un produit à base de gui, l'Iscador [1], elle découle de l'enseignement de l'extraordinaire personne qu'était Rudolf Steiner, un « penseur-voyant » ainsi que l'a excellemment défini Mme S. Rihouët-Coroze [2], fondateur de la « science spirituelle » et de l'anthroposophie, philosophie basée sur la sagesse de l'homme. Autrement dit, entrent dans ses conceptions des notions que les hommes de science se refusent à examiner parce qu'elles sont du domaine de ce qu'ils appellent « l'irrationnel », en foi de quoi ils rejettent la médecine anthroposophique comme ils ont rejeté jadis la médecine homéopathique pour des raisons identiques [3], oubliant que, lorsque la santé est en cause, une réalité prime tout — y compris les questions d'orgueil, d'intérêts et de dogmes — : le résultat.

Pourquoi pas les gaz ?

Donc, vous imaginerez sans peine quel accueil on peut réserver à une méthode de traitement élaborée par un médecin qui est à la fois homéopathe et anthroposophe comme l'est le Dr Fix ! D'autant que cette biothérapie gazeuse a le tort — ou le mérite, selon le point de vue auquel on se place — de remporter souvent des succès éclatants et rapides dans des cas restés rebelles aux traitements proposés par la médecine classique.

Pour en faire connaître l'existence et en exposer les lignes essentielles à ses confrères, le Dr Fix n'avait par conséquent pas d'autre solution que d'organiser des séminaires, comme n'importe quelle société industrielle d'au-

1. Voir chapitre XIII du tome II de *Tous les espoirs de guérir.*
2. *Rudolf Steiner, une épopée de l'esprit au XXe siècle,* La Science Spirituelle, éditeur, Paris.
3. Voir chapitre XV du tome II de *Tous les espoirs de guérir.*

jourd'hui, et de consacrer le peu de temps libre que lui laisse son cabinet de généraliste en Alsace, où il est né, à cette mission d'information, aussi bien en France qu'en Belgique et en Allemagne, aidé en cela par son épouse qui assure le secrétariat et veille aux questions d'intendance. Il a écrit également une brochure d'une centaine de pages intitulée *La biothérapie gazeuse — Thérapeutique par les gaz dilués et dynamisés* résumant les principes fondamentaux de sa méthode et les modalités pratiques de son application suivies de nombreuses observations cliniques, ouvrage qui a été publié par une association, la S.I.B.I.G. ou Société Internationale de Biothérapie Gazeuse, laquelle édite aussi régulièrement des fiches d'informations relatives au développement et aux progrès constants qui sont l'apanage de toute thérapeutique nouvelle de valeur.

Avant d'aller plus loin, je crois nécessaire d'en donner la définition exacte telle qu'elle est formulée par son inventeur : la biothérapie gazeuse consiste en l'utilisation thérapeutique, préventive et curative, de substances de nature gazeuse (oxygène, hydrogène, azote, gaz carbonique, etc.) diluées et dynamisées, la dilution et la dynamisation étant réalisées en phase gazeuse. Ainsi, par exemple, un volume d'oxygène est dilué dans neuf volumes d'azote, puis un volume de ce premier mélange, noté Oxygène D 1, est à nouveau dilué dans neuf volumes d'azote, ce nouveau mélange étant noté Oxygène D 2. En poursuivant ainsi les dilutions, on arrive à Oxygène D 6 qui est la dilution qui a été retenue pour l'usage thérapeutique de tous les gaz dilués. Le remède se présente sous la forme d'un flacon-dose, hermétiquement clos, à usage unique, et peut être administré par trois voies différentes : injection sous-cutanée, infiltration, injection endorectale.

A la première question qui vient automatiquement à l'esprit — et qui lui est souvent posée — : « Pourquoi utiliser des substances gazeuses en thérapeutique ? » le Dr Fix répond : « Pourquoi pas ? » ajoutant qu'après tout, il existe trois états courants de la matière : solide, liquide, gazeux, et que rien à priori ne permet d'éliminer les substances gazeuses en tant que remède dilué et dynamisé, au profit des seules substances solides et liquides.

« Personne, à ma connaissance, dit-il, n'a proposé jusqu'à ce jour l'utilisation en thérapeutique de substances gazeuses ayant subi une telle préparation en phase gazeuse. Pourtant, un premier coup d'œil sur le monde du vivant nous révèle que l'albumine, pierre de construction de la matière organique, comprend parmi ses quatre principaux constituants (carbone, oxygène, azote, hydrogène) trois substances de nature gazeuse. »

A cette observation frappante, qui aurait dû depuis longtemps retenir l'attention des chercheurs, s'en ajoutent d'autres tout aussi convaincantes : a) la combinaison, deux à deux, des quatre constituants fondamentaux précités — carbone (C), hydrogène (H_2), oxygène (O_2) et azote (N_2) — donne naissance à six substances — méthane (CH_4), gaz carbonique (CO_2), ammoniac (NH_3), protoxyde d'azote (N_2O), eau (H_2O), cyanogène (C_2N_2) — qui sont toutes de nature gazeuse à l'exception de l'eau ; b) le gaz carbonique et l'ammoniac jouent un rôle physiologique très important : maintien de l'équilibre acido-basique et, pour le gaz carbonique, régulateur de la circulation cérébrale ; c) les travaux de S. L. Miller en 1952 ont montré le rôle déterminant du méthane, de l'ammoniac, de l'hydrogène, de l'acide cyanhydrique, du cyanogène dans l'origine de la vie sur notre planète et de la formaldéhyde (CH_2O).

« Partant de ces considérations, conclut le Dr Roger Fix, le choix des huit remèdes de base de la biothérapie gazeuse a été établi comme suit : oxygène, hydrogène, azote, gaz carbonique, méthane, ammoniac, cyanogène, formaldéhyde, auxquels est venu s'ajouter plus tard l'hélium. »

Une symphonie à quatre

Mais le principe de l'utilisation de remèdes dilués et dynamisés de nature gazeuse étant admis, s'est posé immédiatement le problème de leur indication. Il n'était pas possible, en effet, de les employer conformément à la « loi de similitude » définie par Hahnemann pour le choix du médicament en homéopathie puisqu'il eût fallu posséder pour chacune de ces substances gazeuses ce que les homéopathes appellent une pathogénésie, c'est-à-dire connaître l'ensemble des symptômes produits sur un organisme sain par l'absorption — l'injection, dans le cas présent — plus ou moins massive d'une substance médicamenteuse, cela afin de délimiter son action thérapeutique selon la formule bien connue « les semblables sont guéris par les semblables ». Aussi le Dr Fix s'est-il appuyé sur d'autres moyens pour déterminer le choix des remèdes gazeux.

Le plus conforme à ce qu'on baptise couramment l' « esprit scientifique » — ce qui veut dire qu'il est le plus accessible et le moins discutable — découle de recherches expérimentales menées en homéopathie par des universitaires qui, utilisant des substances aussi diverses que la folliculine, l'alloxane, la teinture mère de thuya, l'arsenic, etc., sur des sujets d'expérience aussi divers que les levures, le rat, le cobaye, le pigeon, le lapin et même les plantes, ont permis de mettre en évidence que le remède dilué et dynamisé agit, entre autres, sur le métabolisme de la substance utilisée. Le principe démontré de la sorte porte le nom de « loi d'identité », laquelle énonce le principe général de *l'activité d'une substance à doses infinitésimales sur le métabolisme de cette substance à l'intérieur d'un organisme vivant.* Ainsi a-t-on pu démontrer que l'arsenic à doses infinitésimales agit sur le métabolisme de l'arsenic, la folliculine sur le métabolisme de la folliculine, etc.

« De même, commente le Dr Fix, l'oxygène dilué et dynamisé agira sur le métabolisme de cette même substance. Or, le métabolisme de l'oxygène, c'est le métabolisme tout court car celui-ci correspond à une combustion lente dans laquelle l'oxygène représente le comburant et la substance alimentaire le combustible. Régulariser le métabolisme de l'oxygène équivaut par conséquent à régulariser le métabolisme cellulaire dans son ensemble...

« Grâce à l'*oxygène,* l'*azote,* l'*hydrogène* et le *carbone* (sous forme de CO_2) dilués et dynamisés, nous sommes en mesure d'agir sur le métabolisme des quatre substances qui constituent la base physique, matérielle, de la vie. De la sorte, *il est donné au médecin d'agir au niveau des sources mêmes de la vie.* Celle-ci, en effet, peut être comparée à une symphonie interprétée par les quatre instruments que sont le carbone, l'hydrogène, l'oxygène et l'azote — qu'un instrument soit déréglé et la symphonie devient dissonante... »

Pour chacun des éléments qui constituent la biothérapie gazeuse, le Dr Fix fournit, de la même façon, une démonstration scientifique du rôle physiologique qu'il tient dans le fonctionnement de notre organisme. C'est passionnant, convaincant — on découvre la filière chimique qui donne naissance aux constituants les plus précieux de la substance vivante, ceux qui en règlent les échanges d'énergie et le code génétique —, mais c'est souvent assez difficile à suivre pour un profane. Aussi renverrai-je les esprits curieux — ouverts aux arcanes de la chimie ! — à la brochure dont j'ai parlé tout à l'heure. Il ressort clairement de ces explications que, comme le souligne le Dr Fix dans sa conclusion, en utilisant ces substances « sous leur forme gazeuse, diluée et dynamisée, et en application de la loi d'identité, le médecin possède le moyen de régulariser leur métabolisme et, par conséquent, d'agir sur les mécanismes intimes de la vie ».

L'ignorance de la nature profonde de l'homme

La seconde approche pour la détermination du choix des remèdes gazeux sera moins facile à comprendre et à admettre pour un médecin obligatoirement formé à l'école du rationalisme cartésien, car elle s'appuie sur la « science spirituelle » de Steiner, sur l'anthroposophie. Ainsi que l'explique le Dr Fix, pour qui observe le monde sans idée préconçue, celui-ci apparaît comme divisé en deux parties :

d'une part, ce qui est accessible à nos sens et, d'autre part, ce qui leur échappe mais se manifeste néanmoins sous l'apparence des phénomènes de la vie, du psychisme et de la pensée. Or, étant donné que seul ce qui est mesurable et quantifiable peut être considéré comme scientifique, la vie, le sentiment et la pensée qui font partie intégrante de la nature humaine ne peuvent être étudiés correctement si on leur applique les méthodes scientifiques classiques et « il convient donc, pour l'investigation de ces domaines, de faire appel à une autre science, la science spirituelle » dont Rudolf Steiner a jeté les bases dans ses principaux ouvrages et ses nombreuses conférences, en particulier dans celles qu'il a données en 1920 à Dornach (Suisse) à un groupe de médecins et étudiants en médecine sous le titre de « Médecine et science spirituelle » dans lesquelles, selon la formule du Dr Fix, « il indique les grandes lignes d'une médecine qui élargit la connaissance de l'homme, de la maladie et des remèdes à ses facteurs suprasensibles ».

Ceux-ci concernent trois des quatre éléments qui, d'après Steiner, composent l'homme. En effet, le seul qui soit directement accessible à nos sens — c'est-à-dire « sensible » en terminologie anthroposophique — est le *corps physique ;* tout le monde le connaît et c'est lui que dissèque et observe la médecine. Les autres, les « suprasensibles », sont respectivement :

Le *corps éthérique,* qui englobe l'ensemble des forces vitales formatrices ; c'est l' « architecte » de notre corps physique, et tout ce qui vit — hommes, animaux, plantes — en possède un où résident les forces de croissance et d'assimilation ; « il se manifeste, note le Dr Fix, à travers tous les mécanismes chimiques de la vie ; aussi importe-t-il d'être conscient qu'avec la biochimie nous évoluons dans le domaine des effets et non des causes » ;

Le *corps astral,* qui donne la sensibilité à la vie végétative représentée par le corps éthérique, aussi bien sur le plan somatique que psychique ; avec lui apparaît également la locomotion ; il existe chez l'animal et l'homme ; « sur le plan somatique, dit le Dr Fix, il se manifeste par ses « sympathies » et ses « antipathies » vis-à-vis des substances alimentaires et règle ainsi les processus d'assimilation et d'élimination » ;

Le *Moi* ou *corps spirituel,* qui est le véritable centre de l'être humain et qui donne à l'homme son individualité propre ; l'homme est le seul, parmi les créatures, à le posséder ; « Le Moi, commente le Dr Fix, nous apparente aux entités spirituelles qui agissent dans l'univers et à la conscience cosmique qui constitue l'essence de tous les êtres et de toutes les choses (...) ; il remplit également sur le plan somatique un rôle d'identification des différentes substances, alimentaires ou autres, pouvant entrer en contact ou pénétrer dans notre organisme ; le Moi constitue donc la base de nos processus immunitaires ».

Conclusion du Dr Fix : « L'homme peut être considéré comme une structure comprenant quatre niveaux d'organisation dont un seul est accessible à nos sens : le corps physique. Or, seul ce dernier est pris en compte par la science médicale classique. Dans ces conditions, le bon sens indique qu'une telle médecine se met en situation de mal accomplir sa mission par ignorance de la nature profonde de l'homme, objet de ses soins. »

Somnolence et crise de foie

Le fait que la thérapeutique, en dépit des immenses progrès qu'elle a réalisés au cours des dernières décennies, connaît toujours hélas ! un nombre important d'échecs, donne obligatoirement à cette remarque une résonance particulière. Comment, en effet, pourrait-on reprocher aux « déçus de la médecine » de se demander si celle-ci ne s'est pas placée « en situation de mal accomplir sa mission » précisément en se refusant d'admettre des réalités qui ont le tort d'échapper à nos sens ? On ne nie pas la réalité du champ magnétique matérialisé par l'ordonnancement bien défini de la limaille de fer dont on saupoudre une feuille de papier placée sur un aimant ; pourtant, on n'en voit que les effets sur la matière physique. On ne devrait donc pas nier davantage la réalité du champ des forces formatrices — ce que les anthroposophes appellent le corps éthérique — dont les effets sur la matière physique (atomes et molécules, qui sont identiques pour tous les êtres vivants) se vérifient par la création d'espèces et d'individus de formes et de morphologies différentes caractéristiques. Et au nom de quelle vérité supérieure est-on en droit de rejeter sans appel l'hypothèse de l'existence du corps astral et du corps spirituel ou Moi que la médecine anthroposophique prend en compte dans ses conceptions et ses soins ?

Il me paraît donc indispensable, par simple souci d'objectivité et d'information sans truquage, de soumettre à votre réflexion les explications et les raisonnements du Dr Fix sur les rapports entre les éléments constitutifs de la nature humaine et sur le fonctionnement de notre organisme. S'y rencontrent en effet des thèses d'une parfaite cohérence et des idées assez séduisantes pour apporter la clé de quelques énigmes médicales...

Les quatre éléments composant notre corps forment deux complexes qui restent unis pendant toute la durée de la vie : d'un côté, le corps physique et le corps éthérique constituent le complexe physique-éthérique ou complexe inférieur — à la mort, le corps éthérique se retire du corps physique, abandonnant celui-ci aux lois physiques terrestres qui entraînent sa décomposition[1] ; de l'autre côté, le corps astral et le Moi s'assemblent pour donner le complexe astral-Moi ou complexe supérieur. Naturellement, l'ensemble de notre corps est imprégné par ces diverses forces dont

1. Toutefois, cette séparation ne se produit qu'au bout de neuf jours (d'où, dans la religion catholique, la messe du 9e jour — puis celle du 40e jour pour séparer le *corps astral*) à moins qu'elle ne soit facilitée et accélérée par des prières spéciales comme celles — les Mantrams — que les prêtres disent en Inde avant qu'on n'allume le bûcher sur lequel repose le mort. Ce serait donc aller au-devant de souffrances *post mortem* que d'opter pour l'incinération puisque celle-ci intervient généralement dans les trois jours et que le corps éthérique, toujours présent, est confronté avec une épreuve dont on affirme qu'elle lui est pénible.

l'action s'exerce de façon différente suivant le secteur de l'organisme où elles interviennent, l'organisme comprenant, d'après le Dr Fix, deux pôles : le pôle céphalique ou neurosensoriel (qui s'appuie sur une structure anatomique qui n'est autre que le système nerveux) et le pôle du métabolisme et des membres qui se situe à l'opposé.

Disons, en gros, que le complexe supérieur assure les processus de conscience (Moi) et d'éveil vis-à-vis de l'environnement (astral) alors que le complexe inférieur a la charge des processus matériels (digestion, assimilation, régénération), mais il y a échange permanent de forces entre les deux pôles et collaboration étroite entre les deux complexes grâce à un mécanisme intermédiaire s'appuyant sur le cœur et le poumon pour assurer « une interaction harmonieuse » — c'est ce que le Dr Fix appelle une « tripartition fonctionnelle de la nature humaine ». Il donne deux exemples pour aider à mieux comprendre ce qui se passe : il explique que la tendance à la somnolence bien connue qui suit un repas copieux vient du fait que le potentiel Moi-astral est alors massivement investi dans l'effort de digestion et d'assimilation que doit accomplir le complexe inférieur et, par conséquent, n'est plus disponible pour remplir ses activités habituelles d'éveil et de conscience ; à l'inverse, si une personne ayant eu une forte contrariété ou ayant piqué une violente colère connaît une crise de foie après avoir tout de même pris normalement son repas, c'est que contrariété et colère ont puissamment mobilisé Moi et astral au niveau du pôle céphalique et qu'il y a donc vide d'énergie au pôle inférieur avec indigestion consécutive.

Le Moi, l'astral et les maladies

L'interprétation de l'origine de différentes affections que nous présente le Dr Fix en s'appuyant sur les mêmes conceptions, pour séduisante qu'elle soit, risque fort de choquer le monde scientifique, du moins tant que ne sera pas réalisée une éventualité que Mme Henriette Bideau évoque en ces termes dans la revue anthroposophique française[1] : « L'esprit de l'homme — bien lentement et à tâtons — semble engagé dans une recherche où vont peut-être apparaître des composantes de la nature humaine dont le matérialisme aura longtemps nié l'existence. » Voici, en effet, succinctement résumées, ses explications sur :

a) *les maladies dites de civilisation :* les stress incessants que nous inflige la vie moderne provoquent une surcharge chronique des forces du Moi et de l'astral ; par conséquent, ces forces-là font défaut au pôle opposé, ce qui se traduit en pratique par un ralentissement du métabolisme cellulaire, d'où fatigue, mauvaise régénération des cellules et intoxication par insuffisance des éliminations. Alors, pour se défendre, l'organisme se débarrasse de ses déchets ou toxines soit en installant un émonctoire pathologique sous forme de dermatose (eczéma, urticaire, psoriasis, etc.), de leucorrhée, rhinite chronique, etc., soit en les déposant loin des organes et centres vitaux, réalisant à la longue des maladies chroniques de type dégénérescence (goutte, arthrose, rhumatisme musculaire ou tendineux, etc.) ;

b) *l'allergie :* nous avons vu plus haut que le rôle du Moi est d'identifier les différentes substances, alimentaires ou autres, pouvant entrer en contact ou pénétrer dans notre organisme et que celui de l'astral, dûment informé par le Moi, est d'assimiler ou d'éliminer lesdites substances ; or, il arrive que le Moi n'effectue plus son travail, et l'astral, dans le doute, rejette alors aussi bien les substances nuisibles que d'autres absolument anodines (poussières, pollen, etc.), ce qui est le mécanisme même de l'allergie[2] ; il peut être amené aussi, dans des situations extrêmes, à rejeter ou à détruire sa propre substance organique (maladies auto-immunes)[3] ;

1. *Triades,* automne 1983, 4, rue de la Grande-Chaumière, 75006 Paris.
2. Voir le chapitre X du présent tome.
3. Voir le chapitre I du présent tome.

c) *le cancer :* première possibilité : si, à la défaillance du Moi, s'ajoute celle de l'astral, la porte est ouverte à la prolifération d'éléments anarchiques que sont les cellules cancéreuses ; deuxième possibilité : à la suite d'un choc moral intense, l'organisme, afin d'assurer sa survie, sacrifie un secteur donné (localisation de la future tumeur) d'où le Moi et l'astral se retirent complètement ; dès lors, les forces du corps éthérique donnent libre cours à leur dynamique qui est celle de la croissance, et se trouve réalisée une multiplication anarchique qui a pour nom « cancer[1] ».

Une leçon d'amour

Pour aller jusqu'au bout de cette plongée dans une médecine vraiment « différente » — ce que ne sont pas toujours celles auxquelles on accole ce qualificatif ! —, il faut accorder la place qu'il mérite à l'élément qui a été probablement déterminant dans la décision du Dr Roger Fix de recourir aux gaz pour soigner ses malades, je veux parler de l'enseignement de Rudolf Steiner.

Tout au long de sa vie, et sur tous les sujets, Steiner a fait part aux différents milieux avec lesquels il était en contact — agriculteurs, médecins, sociologues, éducateurs, artistes — de ce que ses dons de voyance, appelés aussi « intuition », lui avaient permis de découvrir, et parmi les milliers de conférences qu'il a données à travers l'Europe on trouve cette déclaration[2] significative qui, après plus de cinquante

1. Il est intéressant de rapprocher ces données des conceptions de Rudolf Steiner exposées dans le chapitre XIII du tome II de *Tous les espoirs de guérir*, notamment de cette déclaration : « La cellule est, en réalité, ce qui s'oppose avec opiniâtreté, par sa croissance propre, à ce qu'est l'être humain... En fait, nous luttons sans cesse dans notre organisme contre la vie des cellules. »

2. Citée par le Dr Philippe Martel dans sa thèse de doctorat présentée en avril 1982 à la faculté de médecine de Nancy sous le titre *L'Anthroposophie de Rudolf Steiner (1861-1925) : sa rencontre avec la médecine — aperçus historiques,* travail qui montre « comment la science spirituelle s'inscrit dans le courant de la pensée scientifique »

ans, apparaît d'une cruelle actualité : « Aujourd'hui, on cherche de nouveaux médicaments en les expérimentant sur un certain nombre de sujets. Aux temps anciens, on les trouvait par intuition parce qu'on connaissait les liens qui unissent l'homme à la nature. Ces médicaments modernes exercent toujours leur action pendant un certain temps, mais ensuite se révèlent d'autres effets nuisibles qui avaient échappé à l'observation des expérimentateurs », propos qui indique clairement que son auteur ne peut qu'emprunter la voie de l'intuition, appuyée sur sa connaissance des rapports entre l'homme et le cosmos, pour formuler ses suggestions thérapeutiques. Il est donc particulièrement intéressant de jeter un rapide coup d'œil sur les données de la science spirituelle qui ont guidé le Dr Fix — et de constater que, dans leur ensemble, elles recoupent les données biochimiques exposées au début de ce chapitre !

Steiner déclare que l'oxygène « projette réellement l'éthérique dans le monde physique », que « l'astral se répand partout où il y a de l'azote » et qu' « il existe une relation entre l'hydrogène et l'organisation du Moi ». Ainsi, avec ces trois gaz, il est possible, comme le remarque le Dr Fix, de « rétablir les rapports justes entre les quatre éléments constitutifs de la nature humaine, d'harmoniser leur interaction réciproque et, par conséquent, de rétablir la santé ».

Cette imbrication étroite entre la matière et l'esprit, entre la réalité anatomique, physique, chimique et des éléments appelés « noumènes » dans la langue philosophique, c'est-à-dire « ce que la raison seule peut atteindre », fait l'originalité de la pensé anthroposophique et de la médecine qui en est sortie comme elle est la marque de l'alchimie et

---

et « propose un approfondissement et un élargissement de l'art de guérir ». On peut se procurer cet intéressant document par l'intermédiaire de la revue *Triades*.

de la spagyrie[1] — et on pourrait ajouter, sans exagérer et risquer beaucoup de se tromper, qu'elle est vraisemblablement aussi à l'origine de leurs succès thérapeutiques parce qu'elles prennent en compte des facteurs que la médecine classique veut ignorer...

Il est possible que, pour quelques-uns d'entre vous, la façon de raisonner du Dr Fix semble s'apparenter davantage à la poésie qu'à la science et j'avoue, moi le premier, avoir été plutôt défavorablement impressionné quand j'ai lu ce qu'il dit sur le méthane qui est la pierre de construction de la substance vivante. « La vie serait donc née, écrit-il, de la renonciation du méthane, ou plus précisément du carbone, à une existence propre pour former les longues chaînes d'amour que serait la trame carbonée de la matière vivante, ouverte aux influences de l'oxygène, de l'azote, de l'hydrogène, du soufre, etc., car, en vérité, une telle attitude de renonciation et d'ouverture vis-à-vis du monde extérieur n'est-elle pas la définition même de l'amour. Et voici que la matière, sous les traits du carbone, vient nous donner, à nous matérialistes occidentaux, porteurs du flambeau de l'actuelle civilisation, une leçon d'amour. » Sur quoi, il pose lui-même la question « Poésie que tout cela ou science véritable ? » et y répond par une démonstration rigoureuse s'appuyant sur des formules et des équations chimiques, qui conduit le profane que je suis à conclure que le vêtement poétique habille seulement une pensée scientifique cohérente.

Fièvre et « chaud au cœur »

Il en est de même pour ce qui touche à l'hélium (He) à propos duquel il donne des explications poético-scientifiques que l'on peut grossièrement résumer ainsi : l'énergie solaire provient de réactions thermo-nucléaires qui transforment l'hydrogène — constituant principal du soleil — en

1. Voir chapitre XX du tome II de *Tous les espoirs de guérir.*

hélium ; l'hélium, témoin matériel de cet événement capital qu'est la libération d'énergie ou chaleur, en est profondément imprégné et agirait dans l'organisme humain « comme un principe de libération de chaleur, phénoménale et nouménale », c'est-à-dire qu'il apporte à la fois une chaleur phénoménale perceptible sous la forme de fièvre [1] et surtout une chaleur nouménale (« qui ne peut être saisie que par la raison »), la chaleur « qui donne chaud au cœur », d'où une indication tout à fait originale de l'Hélium D^6 dans les troubles liés de près ou de loin à des carences affectives, que ce manque d'affection soit ancien ou récent et reconnu ou non par le malade comme étant à l'origine de ses ennuis de santé. Nous verrons tout à l'heure le bilan particulièrement significatif dans ce domaine.

Ce qui nous ramène tout naturellement à l'essentiel, autrement dit aux résultats obtenus par la biothérapie gazeuse, et me remet en mémoire ce que me déclarait, il y a une trentaine d'années, un médecin parisien à propos de l'Iscador qui, vous le savez, est né de l'anthroposophie comme la thérapeutique mise au point par le Dr Roger Fix. « Je me moque éperdument de savoir si Steiner était un illuminé ou un génie, s'était-il exclamé alors que je lui demandais son opinion sur le personnage. Tout ce qui compte pour moi, c'est que de ses élucubrations est sorti un remède dont l'action est indiscutable, qui m'aide toujours à soulager et souvent à guérir. Tout le reste est bavardage et gaspillage de temps ! »

Voici donc un échantillonnage des observations cliniques publiées par le Dr Fix qui souligne qu'elles portent pour la plupart sur des sujets ayant suivi auparavant divers traitements sans résultat notable. Destinées aux médecins, elles comportent l'analyse détaillée des symptômes, de la

1. Le Dr Fix, depuis des années, mène une croisade pour faire pénétrer dans l'esprit du public et des médecins l'idée que la fièvre « constitue le processus de guérison le plus puissant dont la nature a doté les organismes vivants », ce qui a été démontré par des travaux scientifiques importants dont plusieurs dus à des prix Nobel de médecine...

cadence des injections gazeuses, de leur nature, des réactions du patient, etc. Je n'en retiendrai que ce qui nous intéresse, les faits.

Asthme, rhinite allergique : M. B. F., 43 ans. Présente depuis 1970 une rhinite allergique et un asthme aggravé par les changements de température. Biothérapie gazeuse en septembre 1979 ; dès la quatrième injection, le malade signale une amélioration et, après deux mois de traitement, l'asthme ainsi que la rhinite allergique ont disparu.

Troubles caractériels, insomnie : M. B., enfant de 4 ans ; depuis l'âge de 7 mois est « très nerveux », se réveille plusieurs fois la nuit, ne fait plus la sieste, pleure en se réveillant ; il est très coléreux et l'appétit est capricieux. Biothérapie gazeuse en injections endorectales à raison de deux par semaine pendant trois mois et demi. L'état s'améliore au fil des injections et finalement « l'enfant devient calme, dort la nuit, fait des siestes, ne pleure plus au réveil. L'appétit est excellent et, transformation qui a le plus frappé les parents, l'enfant ne fait plus de colères ».

Constipation, mégacôlon (dilatation du côlon avec épaississement de ses parois) : Mme B. N., 38 ans ; depuis 1978 présente une constipation sur mégacôlon, déclenchée, semble-t-il, par une tension nerveuse en rapport avec un conflit conjugal latent ; dès la 7e séance de biothérapie gazeuse, en 1980, normalisation des selles malgré la persistance d'un climat conjugal défavorable.

Epicondylite (inflammation de l'articulation du coude, appelée aussi « tennis elbow » parce qu'elle est fréquente chez les joueurs de tennis) : M. M. M., 46 ans ; depuis avril 1979, épicondylite qui résiste à plusieurs traitements successifs dont l'acupuncture ; en janvier 1980, l'injection *locale* de remèdes gazeux à raison de deux par semaine entraîne la disparition progressive de toute symptomatologie dès la 5e injection.

Migraines, urticaire : Mme B. M., 51 ans ; migraines depuis l'âge de 18 ans : 2 ou 3 crises par mois accompagnées de vomissements ; urticaire depuis 1971, une à plusieurs poussées par semaine ; disparition, après 4 mois, des migraines et régression rapide, au bout de 3 semaines, de l'urticaire.

Le gaz en médecine vétérinaire

Parmi les 42 observations rapportées par le Dr Fix, on note des résultats tout aussi probants dans l'énurésie ou pipi au lit, la sinusite chronique, les troubles digestifs avec météorisme, les bronchites chroniques ou traînantes, l'aménorrhée. « Agissant à un très haut niveau d'organisation, commente le médecin, la biothérapie gazeuse constitue la thérapeutique de terrain par excellence (...) Pourtant sa véritable place se situe aux premiers stades de toute affection. Ici la profondeur de son action sur le terrain entraîne un rééquilibre rapide et sans heurt de ce dernier avec disparition rapide des troubles qui ont motivé la consultation. » Il signale également son efficacité en neurologie (spécialement dans l'épilepsie), en psychiatrie, en cancérologie, en allergologie (guérison, en quelques semaines à quelques mois, dans 70 à 80 % des cas), en gériatrie (amélioration de l'état général, de la mémoire, du pouvoir de concentration, des performances physiques et même sexuelles dans certains cas), en rhumatologie (arthrose, spondyl-discarthrose, sciatique), en pédiatrie (disparition particulièrement rapide des troubles digestifs — vomissements, diarrhées, météorisme — et des affections aiguës à répétition — angines, otites, bronchites, rhino-pharyngites).

Enfin, ne serait-ce que pour couper court à l'éternel argument de l'auto-suggestion — le fameux « effet placebo » — mis automatiquement en avant par la médecine officielle pour expliquer les guérisons qui ne sont pas de son fait, il ne faut pas omettre d'indiquer qu'en médecine vétérinaire elle « se révèle être une thérapeutique majeure, efficace (...), qui permet de résoudre rapidement et de façon définitive des affections quelquefois graves, là où les traitements classiques ont échoué » ainsi que l'écrit le

Dr Lagadec dans une communication faisant le point de deux années de pratique — une de ses observations est citée par le Dr Fix. Ce vétérinaire précise que ses principales indications sont « les dermatoses allergiques, si fréquentes chez le chien, les déficiences chroniques de l'état général, avec manque d'appétit, maigreur et asthénie plus ou moins marquée, les otites chroniques, les staphylococcies cutanées, la tétanie à forme de crises récidivantes, les affections rhumatismales, etc. », les résultats observés étant d'une façon générale les suivants : amélioration de l'état général, meilleur appétit, augmentation — parfois spectaculaire — du poids, vivacité plus grande (l'animal redevient joueur), pelage plus brillant et plus fourni et même souvent amélioration du caractère.

Ce tableau doit être complété par le bilan de l'hélium, nouveau venu dans la biothérapie gazeuse et qui, de ce fait, est absent dans la brochure du Dr Fix. On le trouve dans une des fiches d'information, publiée par la S.I.B.I.G., sous la plume d'un médecin d'Angers, le Dr Guy Nézan, qui, « au terme d'un an d'utilisation pratique du remède », met en évidence son action exceptionnelle dans la « pathologie liée à une carence affective », vaste domaine qui va des états dépressifs chroniques consécutifs à des deuils, des difficultés sentimentales, aux nombreux symptômes fonctionnels tels que migraines, colites, lombalgies, ayant pour origine plus ou moins lointaine des chocs affectifs, des échecs sur le plan scolaire, professionnel, familial. En général, l'amélioration est rapide et spectaculaire, ce qui porte le Dr Nézan à conclure en direction de ses confrères à qui sont destinées ces fiches d'information : « On peut considérer que ce remède constitue à lui seul une thérapeutique et il est vraisemblable que des médecins ne pratiquant pas la biothérapie gazeuse pourraient utiliser ce seul remède gazeux, conjointement aux thérapeutiques qui leur sont familières, dans un grand nombre de cas où les traitements butaient dans un domaine aussi profond et impalpable que celui de ces tableaux pathologiques liés d'une façon plus ou moins patente à cette souffrance humaine que peut entraîner le manque d'Amour. »

Cinquante ans trop tôt !

Une telle éventualité est d'ailleurs facilitée par les indications détaillées que fournit le Dr Fix sur la biothérapie gazeuse en pratique : cadence des injections, réactions dont peut être l'objet le malade (nausées, vertiges, fatigue, palpitations, etc., soulignant que « ces manifestations initiales sont toujours anodines et marquent le début d'une évolution plus ou moins rapide vers l'amélioration ou la guérison »), durée du traitement. Il propose aussi un schéma général de la thérapeutique qu'il appelle « protocole de première génération », valable quelle que soit la pathologie en cause puisqu'il vise à la fois à la régulation des mécanismes clés des processus biologiques et au réglage des différents niveaux d'organisation — corps éthérique, corps astral et Moi.

Il va de soi que la biothérapie gazeuse n'échappe pas à ce qui attend toute nouvelle méthode de traitement qui n'est pas proposée par les chefs de file de la médecine officielle : dans un premier temps, on feint de l'ignorer ; c'est la technique éprouvée de la « conspiration du silence » — aucune revue ou publication plus ou moins spécialisée dans les questions de santé n'en parle et on espère qu'ainsi médecins et malades n'apprendront même pas son existence ; dans un second temps, si elle finit malgré tout par être connue parce que son inventeur n'entend pas la laisser étouffer sans réagir, on passe à la tactique tout aussi éprouvée de la dissuasion par harcèlement et représailles. Par exemple, la « Sécu » fait comprendre à tel ou tel médecin qui prescrit régulièrement des gaz dilués et dynamisés (ils sont 100 à 150 en France dans ce cas [1] sur

1. La plupart homéopathes, ce qui implique qu'ils sont ouverts — on pourrait dire presque congénitalement — aux médecines « diffé-

les 500 informés lors de séminaires) que, s'il persiste dans cette voie, il risque de voir ses ordonnances tout spécialement « épluchées », ce qui ne pourra que compliquer sa tâche et détourner de son cabinet une clientèle qui n'apprécie guère les chicaneries administratives ; ou bien encore, la même « Sécu » qui, au début, a remboursé les dilutions gazeuses au tarif des préparations magistrales — ce qui est logique —, décide un jour de ne plus accepter pour la tarification l'assimilation d'un mélange de deux gaz à celui d'un mélange de deux liquides, ce qui diminue, vous l'avez deviné, le montant du remboursement. C'est pourquoi il s'est créé, en mars 1982, une association baptisée « Union pour la défense de la biothérapie gazeuse et des thérapeutiques de terrain » ayant pour but, d'une part, « d'exiger et d'obtenir le remboursement des remèdes gazeux », et d'autre part « d'empêcher la signature du décret visant à supprimer le remboursement d'un grand nombre de remèdes homéopathiques », mesure qui serait à l'étude et qui concernerait plus de 500 remèdes.

Lors de la réunion au cours de laquelle il fit part, pour la première fois, de ses travaux à une vingtaine de ses amis médecins, le Dr Fix entendit cette réflexion qu'il rappelle parfois pendant ses séminaires : « Ta méthode vient cinquante ans trop tôt ! » ce qui est probablement exact, compte tenu de la mentalité médicale que tant de gens déplorent. Mais si c'est peut-être le temps qu'il lui faudra pour être pleinement reconnue, elle a l'avantage d'avoir déjà commencé sa longue marche vers la consécration tant par sa facilité d'application que par ses résultats.

« L'intérêt de la biothérapie gazeuse, déclare le Dr Roger Fix, se résume en deux mots : simplicité et efficacité. Simplicité : l'homéopathie, l'acupuncture, la phyto-aromathérapie, par exemple, sont d'authentiques et efficaces

---

rentes », et, en général, également adeptes de la sérocytothérapie (chapitre I du présent tome), les trois méthodes ayant pour point commun d'être, d'abord et avant tout, des thérapeutiques de terrain.

médecines de terrain, mais leur étude difficile et longue décourage un grand nombre de médecins pourtant conscients de l'importance de la notion de terrain. La biothérapie gazeuse, par contre, repose sur une méthodologie simple. Les modalités pratiques essentielles de son utilisation tiennent dans une communication de quarante pages. Efficacité : elle agit même dans certaines pathologies où les thérapeutiques de terrain usuelles se montrent insuffisantes, trop lentes ou même inactives. »

Espérons que ces deux atouts l'aideront à gagner la partie !

XIV

LES TECHNIQUES DE L'ÉQUIPE DU DR TUBÉRY

leucémie
sclérose en plaques
allergies
cancer
maladie de Hodgkin
hépatite virale
effets secondaires de la radiothérapie et de la chimiothérapie

Je commencerai le récit de l'aventure médicale du Dr Pierre Tubéry par la fin car c'est là qu'est l'essentiel. Il faut en effet que médecins et malades sachent que, désormais, lorsqu'ils auront à faire face à des affections telles que la sclérose en plaques, la leucémie, certaines formes de cancérose comme la maladie de Hodgkin, les allergies des nourrissons, l'hépatite virale ou encore les effets secondaires trop connus de la radiothérapie et de la chimiothérapie, ils pourront trouver un renfort non négligeable pour les aider dans leur combat en entrant en contact avec des associations de malades qui ont pris pour nom « Fondation Solidarité »[1] et qui assurent une double mission : « favoriser l'information du corps médical et des malades » et assurer « la prise en charge et la distribution des remèdes mis au point et fabriqués par l'équipe du Dr Pierre Tubéry et de Mlle Jacqueline Ragot, pharmacien », plus différents autres qui en sont le complément ainsi que nous le verrons, ces produits constituant « un appoint thérapeutique important en association avec les autres traitements » employés couramment par la médecine classique.

Car, vous l'avez deviné, le Dr Tubéry ne pratique pas l'exclusive, mal dont il a déjà eu tant à souffrir. « Nous utilisons, bien entendu, m'a-t-il précisé dans une de ses lettres, toutes thérapeutiques, officielles ou non, qui nous semblent utiles. J'insiste en effet sur un principe : il n'y a pas 36 médecines, les « parallèles » et les autres ; il n'y en a qu'une — celle qui soigne et guérit. »

« *Médecine de brousse* » *et guérisseurs*

Cela posé, revenons aux circonstances qui ont poussé le Dr Tubéry à vivre une aventure médicale et scientifique à laquelle rien ne semblait le prédestiner, ainsi qu'il le constate lui-même en remarquant, à propos d'un événement situé dans la première période de sa vie : « C'était au moment où je ne me doutais guère que les quelques recettes de guérisseurs africains ramenées dans mes bagages me conduiraient aussi loin... »

Tout part de la décision qu'il prend, à la fin de ses études, de partir pour le Nord-Cameroun où, de 1959 à 1963, il pratique la « médecine de brousse » dans un dispensaire ouvert par les Frères de Foucauld et à l'hôpital de Tokombéré. C'est là, en 1961, qu'il découvre, selon sa

1. Actuellement, il y en a trois : une à Lens pour la région du Nord, une à Vanves pour la région parisienne et une à Toulouse pour la région du Sud-Ouest, mais il est probable qu'il s'en créera bientôt dans d'autres régions.

formule, « l'activité de deux plantes de la pharmacopée traditionnelle africaine en immuno-allergologie ». « Plusieurs malades, raconte-t-il, atteints de lèpre dans sa forme lépromateuse, rebelles aux traitements habituels que je leur administrais depuis deux ans, sont guéris par l'absorption d'une plante indiquée par un guérisseur local. Guérison, par ce même guérisseur, d'un coéquipier européen atteint de psoriasis généralisé depuis quinze ans... »

Reste toutefois à identifier ces deux plantes et ce n'est qu'en 1964, après de nombreux voyages au Muséum d'Histoire Naturelle de Paris, qu'il sait enfin qu'il s'agit de végétaux — poussant à l'état sauvage dans les régions qui forment une ceinture au sud du Sahel — dont le nom botanique est Securidaca Longepedonculata (en abrégé S.L.) et Lasiosiphon Kraussianus (en abrégé L.K.) qui sera ensuite appelé Gnidia Kraussiana. Les premières études toxicologiques établissent qu'il n'y a « pas de dose léthale des poudres de racines brutes pour le S.L. mais toxicité importante pour le L.K. ».

Ayant dû quitter le Cameroun pour des raisons de santé familiale et personnelle, le Dr Tubéry travaille, au titre de la coopération, avec le service de dermatologie du C.H.U. de Constantine et procède, en 1966, avec l'accord de son « patron », aux premiers essais avec le S.L. (non toxique) qui ont pour résultats « le blanchiment ou l'amélioration de cinq psoriasiques sur sept et de quatre eczémas sur six ». A son retour en France, en 1967, il participe, à temps partiel, à la recherche chimique et pharmacologique entamée sur ces végétaux depuis deux ans dans le cadre de la Faculté de Toulouse, le reste de son temps étant consacré à sa clientèle de médecin généraliste.

L'étude de fractions chimiques des deux plantes révèle qu'une fraction du L.K. est immunostimulante (augmentation des gamma-globulines) — ce qui explique probablement son action en allergologie — et qu'elle exerce aussi une action positive sur la leucémie L 1210 des souris ainsi que l'ont établi les essais à l'I.C.I. de Villejuif. Mais, les gîtes du Cameroun étant épuisés, la matière première vient à manquer et le Dr Tubéry doit effectuer un voyage au Tchad pour se réapprovisionner. La chance lui fera rencontrer un missionnaire qui acceptera de le ravitailler régulièrement en végétaux et les travaux continuent, soutenus par deux subventions, une de la Fondation de la Recherche Médicale de France (5 000 F, en novembre 1969) pour l'achat de plantes, l'autre de la Ligue Française contre le Cancer (15 000 F, en juillet 1970) pour l'étude chimique — elles seront d'ailleurs les seules qu'ait touchées le Dr Tubéry, aidé uniquement par des dons de sa famille et de ses amis...

Le refus « intéressé » des laboratoires

« En 1970, poursuit le Dr Tubéry, en raison de l'enjeu qui se dessine — action anti-allergique et anticancéreuse — et de la complexité des problèmes, j'abandonne ma clientèle pour me consacrer bénévolement à cette recherche pendant que mon épouse prend un poste de médecin du travail. »

Afin de pouvoir mieux poursuivre les difficiles recherches chimiques sur ses deux plantes, il effectue un stage au Laboratoire National des Substances Naturelles du C.N.R.S. à Gif-sur-Yvette et, petit à petit, avec l'apport de différents universitaires et professeurs de faculté, il voit se préciser leur profil pharmacologique.

Le principe actif majeur du S.L. est identifié : c'est la Sénégénine, molécule déjà présente dans une plante de la pharmacopée française, le Polygala Senega. Elle exerce une action inhibitrice sur les lymphocytes, action vérifiée *in vitro,* puis *in vivo* sur des lapins, avec retour à la normale des animaux présentant une hypergammaglobulinémie. Une expérimentation vétérinaire sur l'eczéma des chiens donne le bilan suivant : environ 80 % de résultats positifs, la plupart avec guérison ; aucun effet secondaire, contrairement aux corticoïdes (cinquante chiens étudiés ; confirmation par la suite sur les chats).

Pour le L.K., le ou les principes actifs ne sont toujours

pas identifiés, mais on est parvenu à détoxiquer le produit en enlevant tous les éléments à toxicité importante et il est établi que l'extrait aqueux de la fraction restante « n'a pas de dose léthale chez le rat ni de toxicité digestive irritative comme l'extrait brut », innocuité qui va conduire à l'étude en clinique humaine.

« Celle-ci, déclare le Dr Tubéry, a été limitée et commandée par les drames de santé chez mes proches. Le père d'un confrère qui nous aidait dans la recherche étant atteint d'une maladie de Kahler[1] très douloureuse et rebelle aux autres thérapeutiques, nous avons essayé cet extrait aqueux buvable : il a été très vite efficace sur la douleur ; le Palfium a été supprimé et le malade a repris quelques mois de vie normale. L'issue fatale est cependant survenue onze mois après, par anémie irrécupérable.

« Une autre personne, atteinte de la même maladie et devenue grabataire, a aussi bénéficié de deux ans et demi de vie normale. Chez mon propre père, atteint d'un lymphosarcome à 84 ans, on a vu les masses ganglionnaires et l'anémie s'améliorer, ce qui a permis un répit de deux ans. »

A la suite des résultats obtenus avec les deux extraits de plantes, le Dr Tubéry prend contact avec des laboratoires de produits pharmaceutiques pour savoir s'ils désirent poursuivre les recherches en vue de l'obtention d'un visa.

« A plusieurs reprises, dit-il, des réunions de travail, prolongées des journées entières, m'ont permis d'exposer aux responsables de la recherche de ces laboratoires les données chimiques et pharmacologiques en ma possession. L'intérêt suscité était évident mais, chaque fois, lorsqu'on en venait au coût des opérations encore à mener par ces laboratoires pour en arriver à l'A.M.A. (autorisation de mise sur le marché), on m'a notifié un refus de la part des responsables financiers : le problème restait encore trop

1. Affection caractérisée par de multiples tumeurs composées de plasmocytes, composants normaux de la moelle osseuse, devenus malins.

compliqué et le coût de cette recherche risquait d'être trop onéreux. Six laboratoires, parmi les mieux équipés en France ou dans le monde, ont été ainsi contactés.

« En fonction de ces échecs, afin de savoir s'il fallait abandonner cette recherche, onéreuse pour un particulier, ou si les applications thérapeutiques méritaient de persévérer, je me suis remis à la clientèle qui s'est vite sélectionnée dans l'allergologie et la cancérologie. J'avais d'ailleurs, en 1970, préparé et obtenu le Certificat d'Etudes Spéciales d'Immunologie. »

Une activité financièrement déficitaire

Ces essais personnels avec les extraits ingérables des deux plantes se révèlent plus qu'encourageants. On peut les résumer ainsi : pour le L.K., effet de longue durée et guérisons dans toutes les affections à immunité déficiente : bronchites chroniques de l'adulte, infections O.R.L. ou bronchites récidivantes de l'enfant ; effet très fréquent sur l'asthme, avec de nombreux cas guéris définitivement ; effet permanent sur l'eczéma « constitutionnel » du nourrisson ; enfin « en cancérologie, en plus d'un effet antalgique et parfois curatif sur les métastases osseuses du cancer du sein, on a constaté, dans tous les cas qui étaient sous chimiothérapie, une bien meilleure tolérance de cette dernière, sur le plan digestif, général et hématologique » ; pour le S.L., il améliore ou guérit les mêmes allergies que le L.K., mais avec cette différence qu'il s'adresse aux cas où il y a « hyper » au lieu d'hypogammaglobulinémie ; il a une action favorable sur la leucémie lymphoïde chronique ainsi que dans la sclérose en plaques ; les essais en ce qui concerne cette dernière ont été consignés dans une thèse de médecine [1] dont le Dr Tubéry dit qu'elle « a été réalisée dans un délai trop bref (trois mois) pour tirer des conclu-

1. *La sclérose en plaques : essai d'un nouveau médicament immuno-dépresseur* (Monnier, Faculté de Médecine de Toulouse, 1974).

sions statistiquement valables dans une affection aussi multiforme », ajoutant que « la parfaite tolérance est en tout cas confirmée et plusieurs malades, suivis avec le même médicament, sont parfaitement stabilisés depuis ce temps-là ».

Entrer dans le détail des circonstances qui se conjuguèrent ensuite pour conduire le Dr Tubéry à se voir un jour arrêté sous la double inculpation de « vente de remède secret » et « exercice illégal de la pharmacie » ne servirait pas à grand-chose sinon à démontrer que, s'il n'existe aucune loi pour obliger un laboratoire de produits pharmaceutiques à fabriquer un médicament devant pourtant être utile à des milliers de malades, il en existe pour empêcher un médecin, doublé d'un chercheur, d'utiliser les recherches personnelles qu'il a entreprises pendant des années — et à ses propres frais — pour essayer de mieux remplir sa mission qui est, rappelons-le, de soulager et de guérir.

Je dirai seulement qu'afin de pouvoir poursuivre la recherche, la petite société appelée « Coopérative de Recherche Thérapeutique », que le Dr Tubéry avait fondée avec les amis qui l'aidaient financièrement, a embauché, en 1975, un pharmacien, Mlle Jacqueline Ragot, ex-interne des Hôpitaux de Paris, Docteur ès Sciences Naturelles et précédemment chargée de recherches au C.N.R.S., « qui a quitté son ancien emploi, souligne le médecin, afin de se consacrer, pour un salaire très modique, à cette recherche dont elle appréciait les buts humanitaires ».

Sa présence permet de commercialiser des produits à conditionner pour l'industrie vétérinaire — pour soigner l'eczéma des chiens et des chats, compte tenu des résultats de l'expérimentation que nous avons rapportés tout à l'heure. Mais la marge bénéficiaire étant insuffisante pour couvrir les besoins en médecine humaine qui se sont multipliés au fur et à mesure que les contacts entre malades faisaient augmenter la clientèle du Dr Tubéry, celui-ci se voit dans l'impossibilité de continuer à distribuer gratuitement ses médicaments comme il l'a fait jusqu'alors et dans l'obligation de demander aux malades qui le peuvent une participation aux frais équivalant au prix coûtant des remèdes. « Cette pratique, dit-il, j'en avais conscience, pouvait nous faire accuser d'exercice illégal de la pharmacie — encore qu'il s'agisse d'une activité financièrement déficitaire, s'adressant à des malades sérieusement handicapés ou en danger vital et pour lesquels les thérapeutiques connues s'étaient avérées inefficaces... » Surtout, il pense que cette disposition ne sera que de courte durée car il garde toujours l'espoir de trouver un établissement pharmaceutique qui acceptera de demander l'autorisation de mise sur le marché qui réglerait la fourniture de médicaments pour les malades.

Effectivement, en 1977-1978, de nouvelles démarches sont entreprises auprès d'un grand laboratoire auquel il est présenté « deux produits déjà « opérationnels », bien au point, non toxiques, efficaces en immuno-allergologie, et de prix de revient acceptable ». C'est pourtant de nouveau l'échec, en raison de la législation actuelle qui rend quasiment impossible la commercialisation d'un produit végétal si la purification du principe actif est trop onéreuse, ce qui est le cas pour les produits proposés...

Le prévu et l'imprévu

Pendant ce temps, la recherche continue. Mlle Ragot extrait du L.K. un produit pur qui se révèle actif pour inhiber les cellules leucémiques humaines et, l'expérimentation animale ayant montré clairement que les produits buvables étaient moins efficaces que les produits injectables, la mise au point de ces derniers est progressivement réalisée, ce qui permet de constater en effet, dès les premiers essais, que le S.L. est d'une efficacité certaine dans 70 % des poussées de sclérose en plaques alors que le L.K. s'est révélé d'un « effet constant dans vingt cas sur la récupération intégrale des poussées récentes de la sclérose en plaques ». On conçoit aisément quels peuvent être les sentiments du Dr Tubéry et de son équipe devant de tels résultats coïncidant avec l'échec de leur ultime tentative pour intéresser l'industrie pharmaceutique à leurs travaux ; aussi trouve-t-on parfaitement normale la solution qu'ils adoptent.

« Devant la certitude de disposer de médicaments efficaces contre certaines maladies fatales ou mutilantes, déclare le Dr Tubéry, et après avoir épuisé toutes les possibilités de les mettre à la disposition des malades par la voie habituelle de l'autorisation de mise sur le marché, nous avons décidé d'user d'une tolérance qui est assez largement utilisée pour d'autres produits végétaux non inscrits à la pharmacopée : la préparation magistrale en pharmacie d'officine. »

Tout est donc prévu pour que cette formule fonctionne sans heurt : notice adressée aux pharmaciens, leur donnant tous les renseignements sur la nature, la préparation, les propriétés physicochimiques, la toxicité, les éléments de prix des deux produits qu'ils auraient à conditionner en gélules ; notice envoyée aux médecins, comportant, en plus, des précisions sur les indications des produits et la manière de les prescrire ; commercialisation annoncée pour juin 1980.

Ce qui n'était pas prévu, c'est qu'un médecin généraliste d'une grande ville de province, prenant de l'avance, prescrirait en mai l'un des deux extraits sous son sigle de recherche au lieu de l'indiquer en tant que préparation magistrale et que le pharmacien prolongerait le quiproquo dans la tarification sur la feuille de maladie, cette prescription irrégulière attirant l'attention de la caisse primaire de Sécurité sociale qui alerte à son tour les autorités intéressées lesquelles avertissent le Ministère de la Santé qui demande au Procureur de la République d'ouvrir une enquête dont l'aboutissement sera l'arrestation, le 26 mars 1981, du Dr Tubéry et de Mlle Ragot, sous la double inculpation de « vente de remèdes secrets » et d' « exercice illégal de la pharmacie », la garde à vue devant durer vingt-quatre heures, avec perquisition au cabinet de consultation du médecin et dans les locaux de la « Coopérative de Recherche Thérapeutique ».

Finalement — et logiquement —, l'affaire se terminera

par un non-lieu car il faut bien avouer que, depuis le temps que le Dr Tubéry tentait d'intéresser les laboratoires à ses remèdes, ceux-ci pouvaient être difficilement qualifiés de « secrets » et qu'il était paradoxal d'assimiler à un délit le fait de fournir — à perte ! — à des malades en détresse des médicaments pouvant les aider, puisque chacun sait que si l'on exerce la pharmacie, c'est pour gagner de l'argent et non pas en perdre...

Vous me direz peut-être qu'il en est de même lorsqu'on exerce la médecine, ce qui est d'ailleurs tout à fait normal — pensez à ce que disait Claude Bernard : « La médecine n'est ni un art ni une science, c'est une profession » ! Cependant, mon enquête m'a appris qu'il existe un certain nombre d'exceptions et il suffit d'évoquer, comme nous venons de le faire, la carrière du Dr Tubéry pour reconnaître qu'il entre dans cette catégorie. Sa conception de la médecine rejoint celle de Carrel qui affirmait que « sa seule raison d'être est le soulagement des souffrances et la guérison des individus » [1] et c'est parce qu'il considère qu'il n'y a qu'une médecine, « celle qui soigne et guérit », qu'il a choisi de lutter pour faire entrer dans notre pharmacopée des plantes employées avec succès par les guérisseurs africains et d'inclure dans sa palette thérapeutique plusieurs remèdes, méconnus bien qu'efficaces, qui, malheureusement, ne se trouvent pas en pharmacie mais sont distribués par la « Fondation Solidarité » — uniquement, il faut le souligner, sur prescription médicale.

Gouttes, piqûres et tisanes

Jetons donc un rapide coup d'œil sur cette palette, sans entrer dans les détails — chimiques et thérapeutiques — qu'exposent des fiches techniques, claires et complètes, destinées aux médecins.

Du Securidaca Longepedonculata (S.L.), on a extrait,

1. *L'homme, cet inconnu*, Librairie Plon, Paris.

nous l'avons vu, la Sénégénine qui est transformée en Sénégénate de magnésium (SL Mg) lequel existe sous deux formes : SL Mg gélules et SL Mg injectable. Il est efficace, en tant que modulateur de la prolifération lymphocytaire, dans certaines leucémies lymphoïdes chroniques, la maladie de Waldenström, la splénomégalie myéloïde. Dans la mesure où les gammaglobulines sont supérieures à 15 %, on peut avoir un effet — mais non permanent en raison de l'interférence de nombreux facteurs dans ces maladies — dans les allergies (rhume des foins, asthme, eczéma) et les affections à composantes autoimmune : polyarthrite chronique évolutive, thyroïdites autoimmunes, rectocolite hémorragique, psoriasis, sclérose en plaques. Les ampoules injectables s'emploient en perfusions intraveineuses, principalement lors des poussées d'affections autoimmunes et de sclérose en plaques, et en intrapéritonéales pour la prévention ou le traitement des carcinoses péritonéales où l'on utilise ainsi son pouvoir cytostatique.

Du Gnidia Kraussiana (G.K.) — ancien nom Lasiosiphon Kraussianus ou L.K. — ont été extraites deux substances :

a) Le Primevérosyl bêta-Genkwanine, hétéroside efficace dans certaines leucémies aiguës (il aide à obtenir la rémission complète ou à la maintenir), la prévention de l'acutisation (passage à la forme aiguë) de la leucémie myéloïde chronique, certains cancers (en particulier, métastases osseuses du cancer du sein, cancer du pancréas et de nombreux autres, mais leur sensibilité est à tester, cliniquement et biologiquement), les poussées récentes de sclérose en plaques, enfin la prévention des effets secondaires de la radiothérapie et de la chimiothérapie. Ce principe actif se trouve dans trois préparations : teinture mère de G.K. déterpené (en gouttes dans de l'eau, sucrée ou non) ; L.K.S., ampoules buvables à principe concentré ; H.G.K., injectable en intraveineuse.

b) un polyoside — L.K.D. — (présenté en gélules et, pour les enfants, en ampoules) qui a surtout comme effet de faire remonter les gammaglobulines trop basses ; il s'adresse aux mêmes allergies (asthme, bronchite chronique, eczéma, psoriasis, aphtoses rebelles) que le SL Mg mais avec cette composante d'hypoimmunité ; cependant il a un effet majeur sur les allergies et hypoimmunités de la petite enfance — asthme, eczéma, infections O.R.L. à répétition (otites, angines, etc.) ; ces enfants sont, en général, guéris définitivement alors que leur avenir risquait d'être assombri par une « allergie au long cours », asthme surtout.

Une troisième plante africaine — qui ne semble pas avoir fait jusqu'à présent l'objet d'étude pharmacologique approfondie mais qui ne possède aucune toxicité connue — fait aussi partie des recettes que le Dr Tubéry a rapportées de son séjour africain. Il s'agit du Desmodium Procumbens qu'emploient les guérisseurs de la forêt équatoriale et qui s'est révélé particulièrement utile dans l'hépatite virale, affection courante, parfois grave, pour laquelle il n'existe aucun traitement curatif vraiment efficace dans la médecine classique.

Son emploi est simple : on fait bouillir pendant 15 minutes une poignée de plante sèche (tiges et feuilles) dans un litre et demi d'eau ; on filtre et on boit cette décoction dans les 24 heures, cela jusqu'à disparition des symptômes et normalisation des analyses biologiques. Son résultat est remarquable : les signes cliniques (jaunisse, asthénie) disparaissent rapidement — entre 2 à 7 jours — et la normalisation des paramètres biologiques (transaminases, bilirubines) est accélérée, entraînant la suppression des troubles digestifs normalement prévus pendant une période plus ou moins longue.

Où l'on retrouve les Sérocytols

S'ajoutent enfin deux produits mis au point par des chercheurs français :

1) Le Corybacterium cutis xérosis (C.C.X.) du Dr Georges Mazet, médecin honoraire des hôpitaux de Nice, qui a longuement étudié ce germe et le définit comme une « corynébactérie saprophyte ubiquitaire, adjuvante natu-

relle de l'immunité ». A partir des souches qu'il a isolées, un laboratoire a préparé une culture lysée aux ultrasons, ce qui conserve toute l'antigénicité du produit en supprimant une éventuelle virulence locale. Cette préparation a prouvé sa grande efficacité immunostimulante chez les animaux d'élevage qu'elle protège contre les épidémies bactériennes ou virales. En médecine humaine, la plupart des néoplasies semblent pouvoir en bénéficier, le médicament devant être inséré dans une stratégie générale, comme toute immunothérapie ; mais l'efficacité est la plus confirmée dans la maladie de Hodgkin, le mélanome et certains lymphomes. Il s'administre d'abord en intradermiques, puis en sous-cutanées, les injections se faisant dans le territoire lymphatique qui se draine vers la lésion ou, en cas de lésions viscérales, sur la zone de projection cutanée en regard de l'organe lésé, en évitant toutefois les zones irradiées. On peut continuer aussi longtemps que nécessaire.

2) Le D.N.R., découvert et synthétisé par le Professeur Norbert Duffaut, professeur de chimie organique à la Faculté des Sciences de Bordeaux. Il s'agit d'un organosilicié, protecteur du tissu conjonctif qu'il régénère. Utilisé exclusivement à usage externe local, son efficacité est permanente dans la prévention des effets secondaires de la radiothérapie. Il ne présente aucun inconvénient de toxicité, ni générale ni locale, exception faite de quelques cas de réactions allergiques tout à fait bénignes qui nécessitent l'interruption du traitement ou son remplacement par un dérivé citraté, le D.N.C. On l'emploie généralement en compresse, gardée toute la nuit.

Les effets sont les plus évidents lorsque l'application se fait pendant la radiothérapie. Néanmoins, de nombreux malades ont été soulagés lorsque, après avoir subi des radioscléroses cutanées importantes, on a appliqué la thérapeutique après la fin de la radiothérapie. Si cette éventualité se produit, il faut continuer l'application 10 à 15 jours de suite, puis environ deux fois par semaine aussi longtemps qu'on le juge nécessaire et utile. Les résultats pourront être appréciés selon les critères habituels de la tolérance à la radiothérapie : œdème, inflammation, érythème, vésicules ne se produiront pas ou, au minimum, ne laisseront aucune trace ; il n'y aura pas de « cartonnage » sous-cutané et, deux à trois semaines après la fin de la radiothérapie, il n'y aura pas de séquelle. Le D.N.R. peut également être utilisé pour la guérison de cicatrices boursouflées ou douloureuses.

J'ajouterai que la fiche technique sur la prévention des effets secondaires de la radiothérapie précise qu'il est recommandé d'associer au D.N.R., d'une part la teinture mère de Gnidia Kraussiana déterpené (une semaine avant et pendant la durée du traitement) qui permet de maintenir la numération globulaire à un taux normal car elle stimule la production des globules blancs ; d'autre part, le Sérocytol « Neurovasculaire » [1] (une semaine avant, pendant et après la radiothérapie) qui assure la protection de la peau, des vaisseaux et des tissus conjonctifs.

Il faut noter également qu'en ce qui concerne la prévention des effets secondaires de la chimiothérapie — bien connus des malades et de leur entourage : vomissements, diarrhée, fatigue, perte de vitalité, chute de cheveux, perturbation de la formule sanguine —, la fiche technique souligne qu'ils peuvent être atténués ou éliminés grâce à des médicaments existant en pharmacie (Solcoseryl, carbone colloïdal en préparation magistrale, plus des produits vitaminés ou assimilés aux vitamines), renforcés par l'action de la teinture mère de Gnidia Kraussiana déterpené (8 à 10 jours avant le traitement) et celle de deux Sérocytols « SRE » et « Emonctoires » (en alternance, un suppositoire un jour sur deux, une semaine avant, pendant et une semaine après la chimiothérapie).

Pour terminer, je citerai deux passages de la notice rédigée par la « Fondation Solidarité » qui résume parfaitement le but de cette association, celui du Dr Tubéry et de son équipe — et également celui que je poursuis avec obstination depuis plus de trente ans ! Les voici :

1. Voir le chapitre I du présent tome.

« Face à une maladie grave, après l'angoisse et le désarroi des premiers moments, se fait sentir pour le malade et pour ses proches le besoin profond de : connaître sa maladie ; connaître les thérapeutiques officielles qui lui sont offertes ; s'informer sur les traitements non officiels qui peuvent être prescrits, en complémentarité des thérapeutiques connues, par des médecins soucieux avant tout de donner au malade le maximum de chances de guérison...

« Il n'y a pas de conclusion toute faite. Il y a une certitude : lutter ensemble contre une maladie grave, c'est déjà la vaincre un peu. Cette lutte exige le travail de tous : celui des chercheurs et techniciens de la Santé et celui — aussi important — de tous ceux qui, confrontés à la maladie, cherchent à s'informer, à comprendre et à agir. »

INDEX DES MALADIES

- *Les numéros renvoient aux chapitres.*
- *Pour les demandes de renseignements voir page 284.*

A

B

C

D

E

F

G

H

I

J

L

M

N

O

P

R

S

T

U

V

W

Z

DEMANDES DE RENSEIGNEMENTS

Pour obtenir les renseignements complémentaires concernant les remèdes et méthodes exposés dans cet ouvrage, il vous suffira d'écrire à l'auteur aux bons soins des Editions Robert Laffont, 6, place Saint-Sulpice, 75006 Paris, en accompagnant votre demande : a) pour la France, d'une enveloppe timbrée portant votre adresse ; b) pour l'étranger, d'une enveloppe portant votre adresse et d'un coupon-réponse international.

Achevé d'imprimer le 14 septembre 1984
sur presse CAMERON
dans les ateliers de la S.E.P.C.
à Saint-Amand-Montrond (Cher)
pour
les éditions Robert Laffont.